癌の画像診断、重要所見を見逃さない

全身まるごと！

各科でよく診る癌の**鑑別**と**ステージング**がわかる

堀田昌利／著
（国立国際医療研究センター病院放射線科）

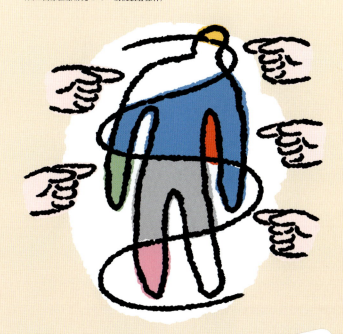

謹告

　本書に記載されている診断法・治療法に関しては，発行時点における最新の情報に基づき，正確を期するよう，著者ならびに出版社はそれぞれ最善の努力を払っております．しかし，医学，医療の進歩により，記載された内容が正確かつ完全ではなくなる場合もございます．

　したがって，実際の診断法・治療法で，熟知していない，あるいは汎用されていない新薬をはじめとする医薬品の使用，検査の実施および判読にあたっては，まず医薬品添付文書や機器および試薬の説明書で確認され，また診療技術に関しては十分考慮されたうえで，常に細心の注意を払われるようお願いいたします．

　本書記載の診断法・治療法・医薬品・検査法・疾患への適応などが，その後の医学研究ならびに医療の進歩により本書発行後に変更された場合，その診断法・治療法・医薬品・検査法・疾患への適応などによる不測の事故に対して，著者ならびに出版社はその責を負いかねますのでご了承ください．

はじめに

　癌（悪性新生物）はわが国における死亡原因の第一位を占めています．癌の診療において画像診断は重要な役割を担っており，CT，MRIなどの画像は欠かせません．画像技術の進歩に伴い，その価値はますます高まっていくことが予想されます．したがって，多少の差こそあれ，医療従事者は癌の画像診断に携わる必要が生じます．しかし，画像診断に苦手意識を感じている方が多いのも事実ではないでしょうか．

　筆者は「画像診断に絶対強くなるワンポイントレッスン」（2012年，羊土社，画像診断の入門書）ならびにその続編（2016年，羊土社）を，メンターである扇和之先生らと上梓してきました．当著書は幸運にも好評を得ましたが，救急疾患を主眼としていたため，悪性腫瘍は基本的に扱いませんでした．癌の画像診断に関する書籍は，専門医向けに書かれた本はあるものの，幅広い読者を対象としたものはこれまで見当たりません．そこで今回，羊土社の方々の協力を得て，癌の画像診断に焦点をあてた新しいタイプの入門書を発刊することになりました．

　本書は頻度の高い悪性腫瘍に絞って，一冊で全身を網羅しているのが特徴です．具体的には「頭頸部，肺，消化管，肝・胆道，膵，泌尿器系，婦人科系，血液系」の8章で構成されています．各章は独立しているので，どの章からでも読み進めることができます．特に重点を置いたのは「早期発見のコツ」，「腫瘤発見時のマネジメント」，「正確なステージング」，「良性・悪性の鑑別ポイント」の4点で，若手専攻医と各科の専門医，放射線科医の会話形式でわかりやすく書かれています．また，最新の病期分類表を掲載し，付録にはリンパ節のシェーマもまとめているため，読影時の資料としても活用できます．

　本書が癌の診療にかかわる方々の役に立てば幸いです．最後に，本書の企画・構成から発刊に至るまで熱心に取り組んでくださった羊土社編集部の庄子美紀さん，清水智子さんをはじめ編集部スタッフの方々に深謝申し上げます．

2018年8月　蝉時雨を聴きながら

堀田昌利

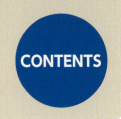

はじめに ……………………………………………………………………… 3

第1章 頭頸部の画像診断　脳腫瘍，甲状腺腫瘍に強くなろう

1 脳腫瘍診断の基本を学ぼう　〜梗塞と間違えるな！〜 …………………… 8
　　LEVEL ★☆☆　癌を見逃さない

2 神経膠腫の悪性度を画像から判定するには？ ………………………… 12
　　LEVEL ★★☆　いざ，ステージング

3 甲状腺腫瘍を偶然に発見したときの適切な対応とは？ …………… 19
　　LEVEL ★☆☆　癌を見逃さない

第2章 肺癌の画像診断　スクリーニングからステージング・鑑別診断まで

1 すりガラス状結節に遭遇したら？ ……………………………………… 26
　　LEVEL ★☆☆　癌を見逃さない

2 肺癌のステージングのポイントは？　〜肺癌取扱い規約改訂をうけて〜 ………… 29
　　LEVEL ★★☆　いざ，ステージング

3 肺癌との鑑別が必要な良性結節　〜この所見があれば良性！〜 ………… 35
　　LEVEL ★★★　良性／悪性の鑑別

CONTENTS

第3章 消化管癌の画像診断　CT・MRIでもここまでわかります!

1 腹腔内播種の診断ポイント　〜腹膜や大網を意識した読影を〜 ……… 44
　LEVEL ★☆☆　癌を見逃さない

2 消化器癌のCT・MRIによる診断ポイント　〜食道，胃，大腸〜 ……… 47
　LEVEL ★★☆　いざ，ステージング

3 胃粘膜下腫瘍の画像診断　〜GISTを中心に〜 ……………………… 56
　LEVEL ★★★　良性/悪性の鑑別

第4章 肝・胆道の画像診断　肝細胞癌から良性の肝腫瘍まで

1 肝細胞癌を正確に診断しよう!　〜EOB-MRIを踏まえて〜 ………… 62
　LEVEL ★☆☆　癌を見逃さない

2 治療に直結する肝細胞癌の読影ポイントは?　〜門脈腫瘍栓に注意!〜 …… 67
　LEVEL ★★★　治療を意識した読影

3 肝細胞癌との鑑別が必要な肝腫瘍　〜これだけは知っておこう!〜 …… 71
　LEVEL ★★☆　良性/悪性の鑑別

第5章 膵癌の画像診断　スクリーニングからステージング・鑑別診断まで

1 膵癌を見逃すな!　〜単純CTでもここまで診断できる!〜 ………… 80
　LEVEL ★☆☆　癌を見逃さない

2 膵癌のステージングのポイント　〜この症例って手術適応?〜 ……… 83
　LEVEL ★★☆　いざ，ステージング

3 膵癌と間違えやすい非腫瘍性病変　〜鑑別のポイント〜 …………… 91
　LEVEL ★★★　良性/悪性の鑑別

第6章 泌尿器科領域(腎臓・副腎・前立腺)の悪性腫瘍　副腎結節をみたら？

1 偶発的に遭遇する副腎結節のマネジメント ……………………… 98
　LEVEL ★☆☆　癌を見逃さない

2 前立腺癌の診断ポイント　～ステージングと PI-RADS を中心に～ ……………………… 102
　LEVEL ★★☆　いざ，ステージング

3 腎腫瘍診断のポイント　～囊胞性腫瘍の鑑別，腎細胞癌の病期分類～ ……………………… 109
　LEVEL ★★★　鑑別とステージング

第7章 婦人科領域(子宮・卵巣)の悪性腫瘍　鑑別診断のコツ

1 偶発的に発見された付属器腫瘤のマネジメント ……………………… 118
　LEVEL ★☆☆　癌を見逃さない

2 子宮頸癌と子宮体癌　～ステージングのポイント～ ……………………… 121
　LEVEL ★★☆　いざ，ステージング

3 卵巣腫瘍の診断ポイント　～良性 / 悪性の鑑別を中心に～ ……………………… 129
　LEVEL ★★★　良性 / 悪性の鑑別

第8章 悪性リンパ腫の画像診断　典型的なサインや PET の有用性に関して

1 腹部の多発リンパ節腫脹　～悪性リンパ腫を疑う所見とは？～ ……………………… 140
　LEVEL ★☆☆　癌を見逃さない

2 悪性リンパ腫のステージングと治療効果判定　～ FDG-PET/CT を中心に～ ……………………… 143
　LEVEL ★★☆　いざ，ステージング

3 多発リンパ節腫大の鑑別　～転移と悪性リンパ腫以外に考慮すべきは？～ ……………………… 149
　LEVEL ★★★　炎症 / 腫瘍の鑑別

付録　リンパ節アトラス　…………………… 155

索引 …………………… 183

第1章

頭頸部の画像診断

脳腫瘍，甲状腺腫瘤に強くなろう

Summary

- 脳梗塞と神経膠腫は画像的に類似することがあり，臨床経過，拡散強調画像，経時的変化などが鑑別に有用である（参照 第1章-1）
- 膠芽腫の画像的特徴として，"内部の出血・壊死をとり囲むようにみられる，壁の厚い不整なリング状造影効果"があげられる（参照 第1章-2）
- 神経膠腫の悪性度・進展範囲の評価には，造影検査だけでは十分でないことも多く，拡散強調画像・灌流画像・PET検査などが有効である（参照 第1章-2）
- CT，MRIにて甲状腺偶発腫瘍を認めた場合，年齢と病変サイズに基づき層別化を行い，高リスク例では超音波検査を行う（参照 第1章-3）
- PETにて甲状腺に結節状集積を認めた場合は，超音波による精査が必要（参照 第1章-3）

第1章 頭頸部の画像診断：脳腫瘍，甲状腺腫瘍に強くなろう

1 脳腫瘍診断の基本を学ぼう
～梗塞と間違えるな！～

症例1 20歳代女性．けいれん発作（初発）の精査目的に，頭部CTおよびMRIが撮影された．

放射線科医：まずCT所見はどうですか．

若手専攻医：右側頭葉に35mm大の低吸収域（図1：○）を認めます．病変は白質主体ですが，皮質にも及んでいます．境界は比較的明瞭で，内部は均一です．脳梗塞でしょうか．

放：うーん．それでは，MRI所見もふまえて考えてみてください．

若：右側頭葉の病変はT1強調画像で低信号（図2：○），T2強調画像・FLAIR画像にて高信号を呈しており（図3，4：○），いずれも内部は均一です．拡散強調画像では軽度低信号を呈し（図5：○），造影効果は認められません（図6：○）．病変分布は中大脳動脈領域としても悪くはなさそうですし，やはり亜急性期〜慢性期の脳梗塞ではないでしょうか．

脳外科専門医：梗塞としては病変の境界がやや明瞭過ぎる印象がありますね．また，急性発症のわりには拡散制限が生じていないのは梗塞に合わず，けいれん発作という経過も典型的ではないですよね．CTをよく見ると低吸収域と接する領域の頭蓋骨は対側に比して菲薄化しており，本病変が緩徐に増大していることを反映しているものと思われます．このような所見は梗塞では通常認められませんよね．

若：緩徐発育，けいれん発作…もしかして脳腫瘍ですか？

放：その通りですね．脳腫瘍の診断では，年齢や臨床経過などの情報が重要になることはもちろんですが，画像的には**病変が脳実質内なのか脳実質外なのかをまず判定する**必要があります．脳実質内・脳実質外を鑑別するポイントについてまとめておきますね（表1）．

第1章-1 脳腫瘍診断

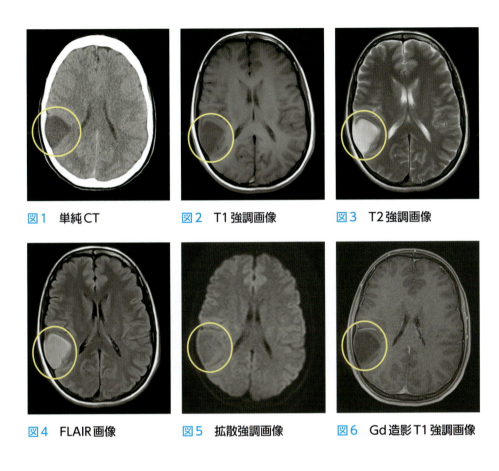

図1　単純CT　　図2　T1強調画像　　図3　T2強調画像
図4　FLAIR画像　　図5　拡散強調画像　　図6　Gd造影T1強調画像

表1　脳腫瘍：実質内 vs 実質外の鑑別ポイント[1〜3)]

実質内	実質外
腫瘍周囲を白質が取り囲む	腫瘍と脳実質との間に脳脊髄腔 (CSF cleft)・血管・髄膜を認める
皮髄境界の破綻	腫瘍圧排による脳回内白質の圧縮・偏在 (white matter buckling)
腫瘍周囲の脳脊髄腔の狭小化	腫瘍周囲の脳脊髄腔の拡張
内頸動脈系より栄養	外頸動脈系 (中硬膜動脈など) より栄養 隣接した骨の破壊や肥厚 腫瘍付着部の硬膜の肥厚と造影増強 (dural tail sign)
実質内腫瘍が実質外に進展（その逆もあり）している場合は鑑別が難しいことあり	

CSF：脳脊髄液 (cerebrospinal fluid)

脳実質外腫瘍の参考症例：50歳代男性．偶発発見の髄膜腫

　右前頭葉下部に腫瘍性病変（図7, 8：＊）を認める．腫瘍と脳実質の間には脳脊髄液［CSF cleft：（図7：▶）］があり，その内部には血管の存在を示唆するflow void（図7：○）が認められる．腫瘍圧排による脳回内白質の弓状変形［white matter buckling（図7：⇨）］もみられる．腫瘍は前頭蓋底と広く接しており，付着部には硬膜肥厚［dural tail sign（図8：⇨）］が認められる．以上より脳実質外腫瘍と判定できる．

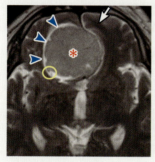 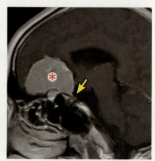

図7　T2強調画像　　図8　Gd造影T1強調画像
　　　　　　　　　　　　　　（冠状断）

　若：ふむふむ．これをふまえて症例1をみると，CSF cleftやdural tail signは認められず，病変は脳実質内を主体に存在しており，皮髄境界も不明瞭ですので，やはり脳実質内腫瘍と考えられます．

　放：その通りですね．それでは最終診断は何になりますか．

　若：神経膠腫（glioma）ではないでしょうか．

　放：ほぼ正解ですが，正確にはlow grade glioma（LGG）の代表格であるびまん性星細胞腫が疑われます．その後，本例では腫瘍摘出術が施行され，びまん性星細胞腫と確定診断されました．びまん性星細胞腫についてここでまとめておきましょう．

びまん性星細胞腫（diffuse astrocytoma）[4]

【概念】
- 低悪性度の神経膠腫（WHO分類grade Ⅱ）．成人の神経膠腫の20〜35％を占める
- 進行は緩徐なものの，**浸潤性発育**を呈する

【臨床像】
- 20〜45歳に好発（平均34歳）
- 偶発的あるいはけいれん発作を契機に発見されることが多い

【画像所見】
- 好発部位：前頭葉，側頭葉
- 脳表・皮髄境界を主座とし，皮質にも浸潤しうる
- 周囲との境界は比較的明瞭〜不明瞭．周囲浮腫は乏しい
- T1強調画像で低信号，T2強調画像で均一な高信号を呈する
- 造影効果は通常みられない（造影効果を認めた場合，高悪性度腫瘍の混在が示唆される）
- 拡散制限は通常みられない
- **MRIにて描出される範囲よりも，広範囲に病変が浸潤していることが多い**

若：Low grade gliomaとは何ですか．

専：脳腫瘍はその組織学的悪性度から，WHO分類grade Ⅰ〜Ⅳの4つに分けられます．具体的には，Ⅰ（良性），Ⅱ（低悪性），Ⅲ（中等度悪性），Ⅳ（高度悪性）に分類されます．神経膠腫のなかで，grade Ⅰ，Ⅱを **low grade glioma（LGG）**，grade Ⅲ，Ⅳを **high grade glioma（HGG）** と呼びます．LGGという用語には，広義には上衣腫などの神経膠腫も含まれるのですが，実際には浸潤性発育を呈するタイプの神経膠腫，すなわち「びまん性星細胞腫」と「乏突起膠腫」を指して用いられることが多いですね（狭義のLGG）．

放：付け加えると，HGGにはgrade Ⅲの退形成性星細胞腫と退形成性乏突起膠腫，およびgrade Ⅳの膠芽腫が入りますね．次項（第1章-2）では神経膠腫の悪性度を，画像から判定する方法について解説しますね．

第1章 頭頸部の画像診断：脳腫瘍，甲状腺腫瘤に強くなろう

2 神経膠腫の悪性度を画像から判定するには？

症例1 70歳代女性．右半身しびれ感の精査目的に頭部MRIが撮影された．

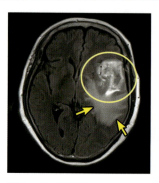

図1 FLAIR画像

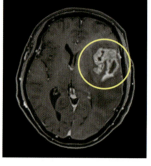

図2 Gd造影T1強調画像

若手専攻医：左側頭葉にFLAIR像にて不均一な高信号を呈する腫瘤性病変（図1：〇）を認め，周囲浮腫（図1：⇨）を伴っています．また，腫瘤辺縁部主体に造影効果がみられます（図2：〇）．膠芽腫を疑います．

放射線科医：その通りですね．まずは膠芽腫について簡単に整理しておきましょう．

膠芽腫（glioblastoma）[4]

【概念】
- 高悪性度の神経膠腫（WHO分類grade Ⅳ）で，きわめて予後不良（2年平均生存率：約10％）
- 成人の頭蓋内腫瘍の12〜15％を占め，原発性脳腫瘍のなかで最も多い

【臨床像】
- 45〜75歳に好発するが，どの年齢でも生じうる
- けいれん発作や神経巣症状を呈することが多い（発生部位により異なる）

【画像所見】
- 好発部位：大脳白質（前頭葉・側頭葉・頭頂葉＞後頭葉）＞脳幹＞小脳
- 不均一な信号を呈し，出血，壊死，囊胞変性，flow void などがみられる
- **中心壊死をとり囲むようにみられる，厚く不整な壁をもつリング状造影効果が特徴的**
- 高度な周囲浮腫や mass effect がみられる
- 脳梁を超えて進展しうる

脳外科専門医：本例は膠芽腫でよいと思いますが，実際には脳転移や中枢神経原発悪性リンパ腫などとの鑑別に悩むこともありますよね．

放：膠芽腫の鑑別疾患とその鑑別ポイントについては表1を参照してください．本例に関していえば，**厚く不整な辺縁増強がみられる点が膠芽腫によく合います**よね．

若：造影効果の話がでましたが，造影効果が認められれば高悪性度の神経膠腫，すなわち HGG（high-grade glioma）と考えてよいでしょうか．逆に言えば，造影効果がなければ LGG（low-grade glioma）としてよいのでしょうか．

放：造影効果は脳血液関門（brain blood barrier：BBB）の破綻を反映した所見であり，浸潤性発育を呈する神経膠腫では悪性度が上がるほど BBB の破壊が強くなるため，**造影効果は悪性度の重要な指標**になります．ただし，万能ではありません．これは造影効果のない HGG も少なからず存在するためで，造影効果がなく

表1　膠芽腫との鑑別が問題になる疾患とその診断ポイント

鑑別疾患	鑑別ポイント
脳膿瘍	リング状増強を呈するが壁は薄い T2強調画像にて腫瘤を縁取るような低信号の縁取り，拡散制限を呈する
脳転移	皮髄境界を主体に多発する（単発病変はしばしば鑑別困難） 類円形（＞浸潤性）の形態を呈する
中枢神経原発 悪性リンパ腫	脳室周囲に好発し，脳梁を超えて進展する 造影効果は比較的均一（注：AIDS 関連では壊死も多い） T2強調画像で等〜低信号，拡散制限あり，CT では高吸収
腫瘤形成性多発性硬化症 （Tumefactive MS）	一部が途切れたようなリング状増強（open-ring sign）を呈する ADC 値は上昇．mass effect は乏しい
亜急性期梗塞	血管支配領域に一致した分布を呈する 脳回に沿った造影効果がみられることがある
てんかん重積状態	けいれん発作により信号上昇や造影効果がみられることがある びまん性の造影効果を呈する

文献4より作成

てもHGGは否定できません．すなわち，"造影効果（−）＝LGG"とは言えないということになります．

若：造影効果以外に神経膠腫の悪性度を判定する方法はないのでしょうか．

放：現在までにさまざまな方法が報告されていますが，代表的なところでは，拡散強調画像，灌流画像，PET（positron emission tomography），MRS（magnetic resonance spectroscopy）などがあります．本項では，拡散強調画像/ADC map，灌流画像（DSC-rCBV map），PET（FDG-PET/CT）について，びまん性星細胞腫（図3〜5）と膠芽腫（図6〜8）を例にあげて解説しますね．

［びまん性星細胞腫］

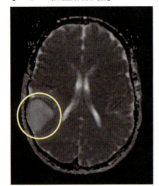
図3 ADC map

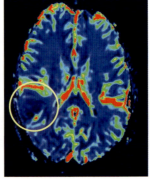
図4 DSC-rCBV map

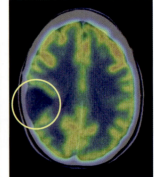
図5 FDG-PET/CT

［膠芽腫］

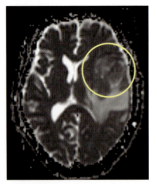
図6 ADC map

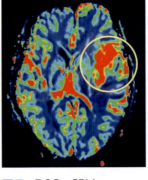
図7 DSC-rCBV map

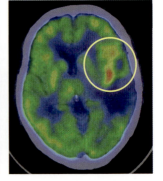
図8 FDG-PET/CT

若：うーん，見慣れない画像がたくさんありますね．

放：個々の詳細は以下のとおりになりますが，大事なのはそれぞれの画像が腫瘍を異なった観点から評価しているということです．具体的には，**拡散強調画像/ADC map**では**細胞密度**，**灌流画像（DSC-rCBV map）**では**血管密度**，**PET画像（FDG-PET/CT）**では**糖代謝を評価**しています．多角的に腫瘍を分析することで，より正確な診断が可能になるわけですね．

神経膠腫の悪性度評価法
【拡散強調画像/ADC map】（図3, 6）
- 腫瘍の**細胞密度**の評価に役立つ
- 拡散強調画像には，拡散の影響以外にT2緩和の影響（T2 shine through effect）も含まれるため，見かけの拡散係数（apparent diffusion coefficient：ADC）を画像化したADC mapを用いた評価が望ましい
- ADC値が低い（＝拡散が制限されている）ほど悪性度が高く，予後予測にも有効とされる[5]．ADC値は腫瘍に関心領域を設定して測定するが，神経膠腫ではその最小値（ADC min）で評価することが多い（一般的に，ADC値が 1.0×10^{-3} mm^2/s以下の場合に拡散が制限されていると判断する）

【MR灌流画像】（図4, 7）
- 腫瘍内の**血管密度（血管床）**の評価に役立つ
- 造影剤を使用するDSC（dynamic susceptibility contrast）法と，造影剤を使用しないASL（arterial spin labeling）法があり，一般にDSC法の方が汎用性は高い
- DSC法では，局所脳血液量（rCBV：regional cerebral blood volume）が測定可能で，rCBV値を画像化したものがrCBV map（図4, 7）である
- rCBV値は悪性度の指標である血管密度（血管床）とよく相関し[6]，予後予測にも有効とされる[7]

【PET画像】（図5, 8）
- FDG-PETでは腫瘍の**糖代謝**を評価する
- 腫瘍の悪性度が高いほど糖代謝は亢進しており，悪性度や予後評価に有用である[8]
- FDGは脳実質に生理的集積を生じるため，腫瘍と脳実質とのコントラストが良好とは言えず，小病変の検出や進展範囲の評価には向かない

若：これらのポイントを踏まえて画像を見ると，WHO grade Ⅱ に相当するびまん性星細胞腫では，ADC値は上昇（図3：○），rCBV値は低下（図4：○），FDG集積は脳実質よりも低い（図5：○）という低悪性の所見を呈しているのに対し，grade Ⅳ に相当する膠芽腫では，ADC値は不均一に低下（図6：○），rCBV値は上昇（図7：○），FDG集積は脳実質よりも高い（図8：○）という高度悪性の所見を呈していることがわかりますね．

専：これらはいずれも典型的な所見を呈していますが，これらの中間である退形成性星細胞腫（WHO grade Ⅲ）は診断に悩むことも多いですよね．

放：おっしゃる通りです．**退形成性星細胞腫は，病理学的にも画像的にも，びまん性星細胞腫と膠芽腫の中間**の所見を呈します．造影効果の有無も症例によりばらつきがあり，悪性度の判定が難しいことも多いですよね．そういった意味では，灌流画像やPET検査などの踏み込んだ検査は，grade Ⅲ の病変で特に有効性を発揮する可能性がありますね．

専：造影効果の有無といえば，**造影効果を認めない部位にも腫瘍が進展していることはしばしばある**ので，切除範囲をどうするかという点も問題になります．必要以上に大きく切除すれば，機能を損なうことにつながりかねませんしね．

放：施行できる施設は限られるものの，**メチオニンPET（Met-PET）は腫瘍の進展範囲を評価するのに最も有効な手段の一つ**です．メチオニンPETは腫瘍のアミノ酸代謝を画像化する検査で，FDGのような脳実質への生理的集積はほとんど認められないので，高コントラストで病変を描出することができます[9]．また，その**集積程度は悪性度に相関**することも知られています[10]．図9～11に参考例を提示します．

[参考例：膠芽腫（確診例）]

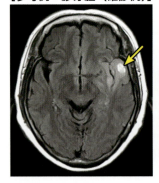 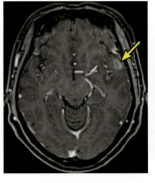 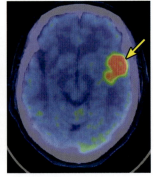

図9　FLAIR画像　　図10　Gd造影T1強調画像　　図11　Met-PET/CT

メチオニンPETによる膠芽腫の評価

左側頭葉にFLAIR画像で結節状の高信号（図9：⇨）を認め，同部に一致して造影効果（図10：⇨）を認める．メチオニンPETでは造影増強部よりも広範囲に集積（図11：⇨）を認め，非造影部にも病変進展が示唆される．

若：PET製剤はFDG以外にもあったのですね．

専：メチオニンPETはよいですよね．術後の再発評価目的も含め，私も撮影をお願いすることがあります．

若：ところで，脳腫瘍のWHO分類が2016年に改訂されたと聞きましたが，覚えておくべきポイントなどありますか．

放：**WHO2016分類**[11]では，これまでのgrade分類に加え，**分子遺伝子マーカーが診断に加えられた**というのが大きなポイントになります．このなかで特に重要なものを以下にまとめます．最近では，これらの遺伝子変異に基づいた画像所見に関する報告も増えていますよ[12]．

神経膠腫に関連する分子遺伝子マーカー[12,13]

【IDH（isocitrate dehydrogenase）変異】
- 星細胞腫系腫瘍および乏突起膠腫系腫瘍を示唆する分子マーカー
- IDH変異がある神経膠腫は予後良好
- 膠芽腫にはIDH変異型とIDH野生型（IDH変異のない基本型）があり，IDH野生型が約90％を占める
- IDH変異型の膠芽腫は星細胞腫などが悪性転化したものである（二次性膠芽腫）

【1p/19q共欠失】
- 乏突起膠腫系腫瘍を示唆する分子マーカー
- 1p/19q共欠失がある乏突起膠腫は予後良好

【MGMTメチレーション（MGMT：O_6-methylguanine-DNA-methyltransferase）】
- MGMTメチレーションがあると，テモゾロミド（化学療法剤）への反応が良好

専：これらは治療方針を決定するうえでも重要な遺伝子マーカーになるので，ぜひ知っておいてほしいですね．

若：はい，しっかり復習しておきます．今回は神経膠腫について深く勉強できたように思います．

放：神経膠腫の悪性度や進展範囲の診断のためにさまざまな画像評価法があるということを実感してもらえたようですね．必要に応じてこれらを組合わせることにより，診断能の向上や治療の適正化が可能になります．また，神経膠腫は梗塞や炎症，脱髄性疾患などと画像的に紛らわしいことがあるので，鑑別から外すことなく適切にフォローするようにしましょう．

第1章 頭頸部の画像診断：脳腫瘍，甲状腺腫瘍に強くなろう

3 甲状腺腫瘍を偶然に発見したときの適切な対応とは？

症例1 40歳代女性．人間ドックで胸部CTが撮影された．

放射線科医：胸部CTでも甲状腺は撮影範囲に入るため，偶発的に甲状腺に腫瘍が見つかるというのはよくあるシチュエーションですよね．所見はどうですか．

若手専攻医：甲状腺右葉に22mm径の低吸収結節（図1：⇨）を認めます．内部は均一で，CT上は明らかな石灰化は認められません．非特異的な良性病変を疑います．

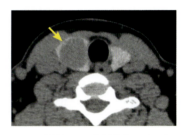

図1　単純CT（甲状腺レベル）

放：所見はその通りですが，診断に関しては検討する必要がありそうですね．良性病変を疑うということは，超音波での検査は必要ないということでしょうか．

若：うーん．まぁそうなりますかね…．

内分泌内科専門医：本症例は甲状腺と無関係に行われた画像検査で偶然発見される甲状腺腫瘍，いわゆる偶発甲状腺腫瘍（incidental thyroid nodule）ですよね．超音波検査であれば質的評価もできるのですが，CTやMRIでは存在診断で終わってしまうことも少なくないですね．実際，**大部分の偶発甲状腺腫瘍は良性病変**ですし[14]，どこまで精査するかは悩ましいですね．

放：ご指摘のように，超音波検査は甲状腺腫瘍の良悪性の鑑別に有用で，最近ではTI-RADS[15]という超音波による甲状腺癌の判定基準も提唱されています．一方，**CTやMRIでは良悪性を判定しうる特異的所見に乏しいため，腫瘍の"サイズ"と患者の"年齢"に応じてその後の対応を決める判定法**[16]がアメリカ放射線学会より推奨されていますので，図2に紹介しておきますね．

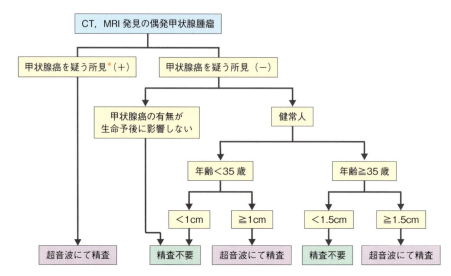

図2　CT, MRI発見の偶発甲状腺腫瘤のマネージメント
＊甲状腺癌を疑う所見：①異常リンパ節（嚢胞変性，石灰化，造影増強を伴う），②結節の被膜外浸潤．
文献16より作成

> **重要！**
> - 結節の被膜外浸潤や，リンパ節の嚢胞変性・石灰化・造影増強を認めた場合は，甲状腺癌を疑って超音波精査を行う
> - リンパ節腫大そのものは非特異的だが，甲状腺癌リンパ節転移の好発部位であるレベルⅣ，Ⅵ領域に1.5cm以上のリンパ節を片側性に認めた場合には，超音波精査を考慮する（リンパ節のレベルシステムに関しては，巻末のリンパ節アトラスを参照）（参照 付録-1）
> - 超高齢，悪性腫瘍などの併存疾患があるなど，甲状腺癌が生命予後に影響しないと考えられる症例ではさらなる精査は不要
> - 甲状腺結節のサイズは横断像にて評価する
> - 甲状腺結節が複数ある場合は，サイズが最大の病変で評価する

若：これは便利ですね．図2を本症例に当てはめると，甲状腺癌を強く示唆する所見はないけれども，健常人，年齢≧35歳，結節サイズ≧1.5cmということで，超音波で精査することが望ましいということになりますね．

放：その通りですね．本症例は超音波検査およびFNA（fine needle biopsy）にて甲状腺癌が疑われ，その後に甲状腺右葉摘出術が施行され，甲状腺乳頭癌と病理診断されました．

専：**偶然発見の甲状腺癌の多くは乳頭癌**であることも知っておくとよいですね[17]．偶発甲状腺腫瘤は良性病変が多いとは言っても，時に悪性のこともあるので，注意しないといけませんね．

放：さて，CT，MRIでの対応はここまでにして，今度はFDG-PET検査での偶発甲状腺腫瘤のマネジメントについて勉強しましょう．

症例2 30歳代男性．人間ドックにてFDG-PET/CTが撮影された．

若：甲状腺右葉に結節状にFDG集積を認めます（図3：➡）．また，その右近傍のレベルIV（下内深頸）リンパ節にも集積を伴っています（図3：⇨）．頸部リンパ節に非特異的に集積がみられることはよくありますが，甲状腺に限局性に集積を認めた場合はどう対応すればよいのでしょうか．

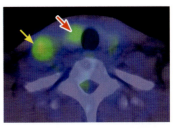

図3　FDG-PET/CT（甲状腺レベル）

放：**甲状腺への限局性集積を認めた場合には甲状腺癌の可能性を考慮する**必要があります．
実際，FDG-PET/CTで限局性集積として見つかった偶発甲状腺腫瘤の14～37％が甲状腺癌だったという報告[18, 19]もあり，注意しなくてはいけません．FDG-PETにおける偶発甲状腺腫瘤のマネジメントについても，アメリカ放射線学会から図4のような対応が提唱されています[16]．

> **重要！**
> - 甲状腺に限局性集積を認めた場合には甲状腺癌の可能性があるため，超音波にて精査する
> - FDGの限局性集積は認めないものの，同時に撮影されたCTやMRIにて甲状腺に結節を認めた場合には，CTやMRI発見の偶発甲状腺腫瘤の対応に準ずる

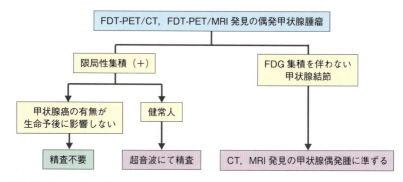

図4 FDG-PET発見の偶発甲状腺腫瘤のマネージメント
文献16より作成

若：PETで限局性集積を認めた場合の悪性の確率は意外に高いのですね．そうなると，本症例は超音波で精査したほうがよさそうですね．

放：その通りです．最終的には本症例でも甲状腺癌が病理学的に証明され，集積を伴っていた頸部リンパ節は転移であったことも確認されました．やはり限局性集積には注意が必要ですね．

専：今回はCT，MRI，PETでの偶発甲状腺腫瘤へのアプローチということでたいへん勉強になりました．専門医という立場から付け加えると，画像所見以外にも，甲状腺癌のリスク因子として以下の項目[20]［頸部への放射線被ばく，甲状腺腫瘤の合併または既往，体重増加（BMI 5kg/m^{2}増加），甲状腺疾患の家族歴，症状・理学所見（結節の周囲組織への固定，リンパ節腫脹，声帯麻痺，40mm以上の結節，呼吸困難，嚥下困難，咳嗽）］があることも知っておいてほしいですね．

放：臨床的に甲状腺癌のリスクが高い症例では，画像所見に執着することなく，積極的に精査するという姿勢も重要ということですね．画像と臨床情報の両者を意識することで，より適切な偶発甲状腺腫瘤のマネージメントができるようにしたいですね．

◆ 第1章の参考文献

1) George AE, et al：White matter buckling: CT sign of extraaxial intracranial mass. AJR Am J Roentgenol, 135：1031-1036, 1980
2) Goldsher D, et al：Dural "tail" associated with meningiomas on Gd-DTPA-enhanced MR images: characteristics, differential diagnostic value, and possible implications for treatment. Radiology, 176：447-450, 1990
3) Drevelegas A：Extra-axial brain tumors. Eur Radiol, 15：453-467, 2005

4）「Diagnostic Imaging: Brain, 3rd Edition」（Osborn AG, et al），Elsevier, 2016
5）Higano S, et al：Malignant astrocytic tumors: clinical importance of apparent diffusion coefficient in prediction of grade and prognosis. Radiology, 241：839-846, 2006
6）Sugahara T, et al：Correlation of MR imaging-determined cerebral blood volume maps with histologic and angiographic determination of vascularity of gliomas. AJR Am J Roentgenol, 171：1479-1486, 1998
7）Law M, et al：Gliomas: predicting time to progression or survival with cerebral blood volume measurements at dynamic susceptibility-weighted contrast-enhanced perfusion MR imaging. Radiology, 247：490-498, 2008
8）Padma MV, et al：Prediction of pathology and survival by FDG PET in gliomas. J Neurooncol, 64：227-237, 2003
9）Borbély K, et al：Optimization of semi-quantification in metabolic PET studies with 18F-fluorodeoxyglucose and 11C-methionine in the determination of malignancy of gliomas. J Neurol Sci, 246：85-94, 2006
10）Singhal T, et al：11C-methionine PET for grading and prognostication in gliomas: a comparison study with 18F-FDG PET and contrast enhancement on MRI. J Nucl Med, 53：1709-1715, 2012
11）「WHO Classification of Tumours of the Central Nervous System. WHO Classification of Tumours, Revised 4th Edition, Volume 1」（Louis DN, eds），International Agency for Research on Cancer, 2016
12）Smits M & van den Bent MJ：Imaging Correlates of Adult Glioma Genotypes. Radiology, 284：316-331, 2017
13）Louis DN, et al：The 2016 World Health Organization Classification of Tumors of the Central Nervous System: a summary. Acta Neuropathol, 131：803-820, 2016
14）Smith-Bindman R, et al：Risk of thyroid cancer based on thyroid ultrasound imaging characteristics: results of a population-based study. JAMA Intern Med, 173：1788-1796, 2013
15）Tessler FN, et al：ACR Thyroid Imaging, Reporting and Data System（TI-RADS）: White Paper of the ACR TI-RADS Committee. J Am Coll Radiol, 14：587-595, 2017
16）Hoang JK, et al：Managing incidental thyroid nodules detected on imaging: white paper of the ACR Incidental Thyroid Findings Committee. J Am Coll Radiol, 12：143-150, 2015
17）Bahl M, et al：Trends in incidentally identified thyroid cancers over a decade: a retrospective analysis of 2,090 surgical patients. World J Surg, 38：1312-1317, 2014
18）Ho TY, et al：Prevalence and significance of thyroid uptake detected by ^{18}F-FDG PET. Endocrine, 40：297-302, 2011
19）Choi JY, et al：Focal thyroid lesions incidentally identified by integrated ^{18}F-FDG PET/CT: clinical significance and improved characterization. J Nucl Med, 47：609-615, 2006
20）「甲状腺腫瘍診療ガイドライン 2010年版」（日本内分泌外科学会，日本甲状腺外科学会/編），金原出版，2010

第2章
肺癌の画像診断
スクリーニングからステージング・鑑別診断まで

Summary

- すりガラス状結節は癌の可能性があるため，そのサイズや充実成分の有無に応じて，適切に経過観察もしくは確定診断を行う（参照 第2章-1）
- 肺癌に特徴的な肺結節の特徴（スピキュラ，造影効果を伴うなど）を理解する．肺癌のステージングでは，治療選択に重要な項目［サイズ，臓器浸潤の有無，リンパ節転移（特にN2）など］を意識する（参照 第2章-2）
- 良性肺結節の代表的所見（境界明瞭，辺縁平滑，内部の石灰化など）を理解する．良性肺結節のなかでも特徴的な所見を呈する病変（肺内リンパ装置，肺過誤腫，円形無気肺など）を正確に診断する（参照 第2章-3）

第2章 肺癌の画像診断：スクリーニングからステージング・鑑別診断まで

1 すりガラス状結節に遭遇したら？

LEVEL ★☆☆ 癌を見逃さない

症例1 70歳代男性．健診の胸部単純X線写真にて異常を指摘され，二次精査目的に胸部CTが撮影された．

放射線科医：単純X線写真で指摘があった部位に異常は認められなかったのですが，偶発的に右肺上葉にすりガラス濃度の結節（図1：⇨）が見つかりました．どう対処するのが適当でしょうか．

若手専攻医：限局性のすりガラス影で，直径は12mmですね．非特異的な炎症性変化のように思われますので，放置でよいのではないでしょうか．

呼吸器内科専門医：そうはいきません．じつはこのタイプのすりガラス影，腺癌のことが多いんです．すりガラス影と周囲肺野の境界も比較的明瞭ですし，炎症よりも腺癌が疑わしいですね．

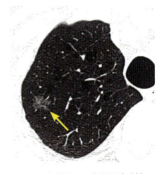

図1　胸部CT（肺野条件）

若：ええ！こんなおとなしそうな陰影でも癌のことがあるんですか？

放：そうなんです．じつはこの症例，最終的に手術が施行されたのですが，肺腺癌（上皮内腺癌）でした．すりガラス状結節の診断ポイントは以下の通りです．

すりガラス状結節と肺癌[1, 2]

概念
- すりガラス影（ground glass opacity：GGO）とは，背景にある肺血管や気管支辺縁を透見できる程度の濃度上昇を示す陰影のことである．3cm以下の限局性すりガラス影を**すりガラス状結節**（ground glass nodules：GGN）と呼ぶ

- 均一なすりガラス影のみで構成されるすりガラス状結節を**すりガラス型結節**(pure GGN)，すりガラス影の一部に軟部濃度の充実成分を含むものを**部分充実型結節**(part-solid nodule) と呼ぶ．また，pure GGN と part-solid nodule の両者をあわせた **subsolid nodule** という用語もある

診断
- Pure GGN：2cm 以下の pure GGN は上皮内腺癌（adenocarcinoma in situ：AIS），すなわち間質や血管，胸膜への浸潤をきたさないタイプの腺癌であることが多い．肺胞上皮を置換していくような増殖様式をとるため，周囲肺野との境界は明瞭になりやすい．病理学的には lepidic pattern と呼ばれる特徴的な像を呈する．臨床ステージでは Tis に相当する
- Part-solid nodule：肺胞上皮置換型の増殖様式を呈する腺癌の一部に，微小浸潤癌（minimally invasive adenocarcinoma：MIA）を伴ったタイプの腺癌が多い．充実部分が0.5cm以下の場合，臨床ステージでは T1mi に相当する

専：すりガラス濃度結節に遭遇したときは，そのマネジメントに本当に悩むんですよね．若手専攻医の先生が言ってくれたように炎症性変化も鑑別になりますし…．

放：すりガラス状結節としてみられる腺癌は非常に発育が緩徐なので，1年前のCTから全く変化がないということもよくありますよね．逆に，1年前に陰影がなければ，腺癌でない可能性が高いといえますね．Fleischner society[1]や日本の検診の判定基準[3]などにすりガラス濃度結節の取り扱いに関する提言がありますが，両者をまとめると**表1**のようになります．経過観察時の参考にしてください．

表1 すりガラス濃度結節の取り扱い

結節の性状	サイズ	取り扱い
Pure GGN	5mm以下	経過観察不要
	5mmより大きく15mm未満	3～4カ月後に再検．消失していれば経過観察終了 不変であれば4，12，24カ月後に再検 2mm以上の増大あれば確定診断へ その後も年1回，長期（最低3年）の経過観察が必要
	15mm以上	4カ月後に再検．不変（ないし増大）で確定診断へ
Part-solid nodule	充実部が5mm未満	Pure GGNに準じた経過観察
	充実部が5mm以上もしくは最大径が15mm以上	確定診断へ

文献1，3より作成

表2 充実型結節の取り扱い

充実型結節の サイズ	取り扱い	
	非喫煙者	喫煙者
6mm未満	12カ月後に再検，変化なければ以降の画像検査不要	
6mm以上， 10mm未満	4，12，24カ月後まで経過観察 変化なければ以降の画像検査不要	3，6，12，18，24カ月まで経過観察 変化なければ以降の画像検査不要
10mm以上	確定診断へ	

* Fleischnerガイドライン（日本CT検診学会との相違点）
・サイズ区分：＜6mm，6〜8mm，＞8mmの3段階
・フォロー間隔：6〜12カ月（日本の基準よりやや長い）

文献3より作成

若：こういう基準があるとすごく助かるんですよね．すりガラス濃度だけでなく，充実型結節にも同じような基準はありませんか？

放：もちろん充実型結節にもありますよ．すりガラス状結節同様に，Fleischner society[4]と日本CT検診学会のもの[3]がありますが，ここでは日本のものを紹介しておきます（表2）．本ガイドラインはインターネットから無料で入手できるので，一度目を通しておくとよいですね．

専：一つ付け加えますが，明らかな良性もしくは悪性の所見がある場合はこの基準に従う必要はありませんし，病変部位（例：ブラ壁の結節は癌が多い）や患者背景（重喫煙，悪性腫瘍の既往など）によってリスクも変わってくるので，**基準を意識しながらも個々の症例に応じて調整していくのが望ましい**ですね．また，肺癌であっても，経過中に数mm程度縮小することもありますので，**軽度の縮小は肺癌を否定する根拠にならない**ことも覚えておきましょう．

第2章 肺癌の画像診断：スクリーニングからステージング・鑑別診断まで

2 肺癌のステージングのポイントは？
~肺癌取扱い規約改訂をうけて~

症例1 60歳代男性．胸部単純X線写真にて異常影を指摘され，二次精査のため胸部CTが撮影された．

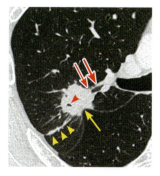
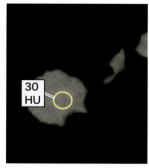
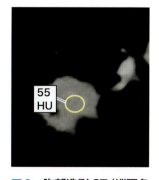

図1　胸部CT（肺野条件）　　図2　胸部単純CT（縦隔条件）　　図3　胸部造影CT（縦隔条件）

放射線科医：ここではまず，どのような肺結節を見たときに肺癌を疑うか勉強していきましょう．読影をお願いします．

若手専攻医：右肺上葉S2に28mm大の結節を認めます．辺縁不整で胸膜の引き込み（図1：⇨）を伴っています．肺癌を疑います．

放：その通りですね．**悪性を示唆する所見として，サイズが大きい（2～3cm以上）[5]，辺縁不整・スピキュラ[6]，周囲組織（血管気管支/胸膜）の引き込み像，結節内部の気管支拡張[7]（腺癌に多い），腫瘤中心部に入り込む肺静脈，造影効果（≧15HU）を伴う点[8]** などがあります．本症例では，先ほど指摘してくれた辺縁不整・スピキュラ，胸膜引き込み像（図1：⇨）以外にも，結節内部の気管支拡張（図1：▶），中心部に入り込む肺静脈（図1：→），造影効果（25HU）がみられる点（図2，3）など，肺癌を疑う所見が複数認められますね．

呼吸器内科専門医：つけ加えると，本症例では腫瘍末梢に索状影（**図1**：▷）が認められ，気管支閉塞に伴う限局性無気肺を伴っていると考えられます．末梢側の無気肺や閉塞性肺炎は気管支閉塞の存在を示唆する所見で，肺癌を疑う根拠になります．本症例では手術が施行され，腺癌と病理診断されましたが，スピキュラや結節内部の気管支拡張などの所見は腺癌に多く，逆に扁平上皮癌や小細胞癌では分葉状の形態を呈することが多いことも知っておきましょう．

若：なるほど．手術が施行されたということになると，当然ながら術前にステージングを行ったわけですよね．肺癌取扱い規約が2017年に改訂されたと聞きましたが，そのポイントについて教えてください．

専：2017年の改訂ではT分類に大きな変更，M分類に多少の変更がありました．また，N分類は変わらず，前回のものを引き継ぐことになりました．

放：**表1**，**2**がその取扱い規約の病期分類になります．読影のポイントは，①正確なサイズ測定，②T3以上の所見（特に浸潤）の有無，③リンパ節転移の判定の3つです．

重要！ **病気分類のポイント**

1．正確なサイズ測定
- スライス厚2mm以下のHRCTを用いて肺野条件で測定
- MPR画像を活用して，腫瘍の最大径で測定
- スピキュラや二次性変化である無気肺・閉塞性肺炎は省いて測定
- すりガラス濃度の部分も測定対象に含める

2．T3以上の所見（特に臓器浸潤）の有無
- 臓器浸潤：T3（胸壁，横隔神経，心膜への浸潤），T4（縦隔，横隔膜，大血管，椎体など）
- 肺内転移/癌性リンパ管症：T3（同一肺葉内），T4（同側の異なった肺葉内），M1a（対側肺内転移）

3．リンパ節転移の判定
- CTでは短径1cm以上をリンパ節転移とする
- 同側縦隔・対側縦隔の判定は重要［同側縦隔リンパ節転移（N2）→基本的に手術適応外］
- FDG-PET/CTの撮影を検討する

表1 肺癌病期分類

病期	T	N	M
潜伏癌	TX	N0	M0
0期	Tis	N0	M0
ⅠA期	T1	N0	M0
ⅠA1期	T1mi	N0	M0
	T1a	N0	M0
ⅠA2期	T1b	N0	M0
ⅠA3期	T1c	N0	M0
ⅠB期	T2a	N0	M0
ⅡA期	T2b	N0	M0
ⅡB期	T1a	N1	M0
	T1b	N1	M0
	T1c	N1	M0
	T2a	N1	M0
	T2b	N1	M0
	T3	N0	M0
ⅢA期	T1a	N2	M0
	T1b	N2	M0
	T1c	N2	M0
	T2a	N2	M0
	T2b	N2	M0
	T3	N1	M0
	T4	N0	M0
	T4	N1	M0
ⅢB期	T1a	N3	M0
	T1b	N3	M0
	T1c	N3	M0
	T2a	N3	M0
	T2b	N3	M0
	T3	N2	M0
	T4	N2	M0
ⅢC期	T3	N3	M0
	T4	N3	M0
Ⅳ期	Any T	Any N	M1
ⅣA期	Any T	Any N	M1a
	Any T	Any N	M1b
ⅣB期	Any T	Any N	M1c

文献9より転載

表2 肺癌TNM分類

注）「病変全体径」とはすりガラス成分と充実成分を合わせた最大径を,「充実成分径」とは充実成分の最大径を表す.

TX	潜伏癌
Tis	上皮内癌 carcinoma in situ：肺野型の場合は, 充実成分径0cmかつ病変全体径≦3cm
T1	充実成分径≦3cm
T1mi	微少浸潤性腺癌：部分充実型を示し, 充実成分径≦0.5cmかつ病変全体径≦3cm
T1a	充実成分径≦1cmかつTis・T1miに相当しない
T1b	充実成分径＞1cmかつ≦2cm
T1c	充実成分径＞2cmかつ≦3cm
T2	充実成分径＞3cmかつ≦5cm, あるいは主気管支浸潤, 臓側胸膜浸潤, 肺門まで連続する部分的または一側全体の無気肺・閉塞性肺炎
T2a	充実成分径＞3cmかつ≦4cm
T2b	充実成分径＞4cmかつ≦5cm
T3	充実成分径＞5cmかつ≦7cm, あるいは壁側胸膜, 胸壁, 横隔神経, 心膜への浸潤, 同一葉内の不連続な副腫瘍結節
T4	充実成分径＞7cm あるいは横隔膜, 縦隔, 心臓, 大血管, 気管, 反回神経, 食道, 椎体, 気管分岐部への浸潤, 同側の異なった肺葉内の副腫瘍結節
N1	同側肺門リンパ節転移
N2	同側縦隔リンパ節転移
N3	対側縦隔, 対側肺門, 前斜角筋または鎖骨上窩リンパ節転移
M1	対側肺内の副腫瘍結節, 胸膜または心膜の結節, 悪性胸水, 悪性心嚢水, 遠隔転移
M1a	対側肺内の副腫瘍結節, 胸膜結節, 悪性胸水（同側・対側）, 悪性心嚢水
M1b	肺以外の一臓器への単発遠隔転移
M1c	肺以外の一臓器または多臓器への多発遠隔転移

文献9より転載

若：まずは正確にサイズを測定することが必要ということですね.

放：その通りです．薄いスライスのCTで冠状断や矢状断を参照しながら，最大径で測定するようにしましょう．この際に無気肺や肺炎は除くことになりますが，肺野条件だとその境界がわかりづらいことも多いので，縦隔条件の造影CTも参考にするとよいでしょう．また，図4に紹介した症例のように**腫瘍と考えられるすりガラス影も含めて測定**しましょう．

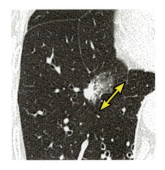

図4　60歳代男性．肺腺癌

胸部CT（肺野条件）．いわゆるpart-solid noduleのパターンを呈する肺癌であり，すりガラス影も腫瘍の一部として測定する（⇔）

専：2017年の改訂ではT因子の腫瘍サイズの基準が変わっていますね．ポイントとなる数値は3cm，5cm，7cmで，それぞれ，T1（≦3cm），T2（≦5cm），T3（≦7cm），T4（＞7cm）と分かれています．少し不謹慎ですが，「**T因子は七五三**」と覚えておくとよいと思います．これに加えて，5cmまでは1cm単位でT1a（≦1cm），T1b（≦2cm），T1c（≦3cm），T2a（≦4cm），T2b（≦5cm）とそれぞれ分かれると考えればすぐに覚えられますね．

放：サイズ測定時にはレポートに測定断面の画像と計測部位を貼り付けておくとよいですね．読影医ごとに測定値が数mm程度ずれてしまうのはどうしても避けられませんが，測定部を明示することにより，客観性が保たれ再現性も上がりますし，治療効果判定の際にも参考になりますからね．

若：サイズの次はT3以上の所見を評価していくわけですね．

放：T3以上のなかでも特に臓器浸潤についての評価は重要です．**臓器浸潤に関する評価は，腫瘍が手術で摘出可能か，臓器再建が必要かという点にもかかわってくる**ためです．

若：浸潤の判定って難しいですよね．腫瘍が接しているだけで，実際には臓器には浸潤していないこともありますし．

放：一般的には臓器に広く接していれば浸潤の可能性が高いと判定することが多いですね．よく問題となる胸壁浸潤に関しては，肋骨への浸潤があれば胸壁浸潤あり，また肋骨浸潤がなくても**胸膜外脂肪層の途絶があれば基本的には胸壁浸潤あり**と判定します[10]．図5に紹介した症例も参照してください．

専：一つ付け加えると，「腫瘍部に一致した局所疼痛」も胸壁浸潤の特徴的な症状と

されていますので，CT所見に加え臨床所見も参考にして判定するとよいでしょう．

若：胸壁浸潤以外にT3以上の所見で気になったのが，横隔神経への浸潤です．横隔神経はCT上見えませんが，どう判定したらよいでしょうか．

放：**横隔神経への浸潤は，横隔膜の挙上が参考になります**．図6に紹介した症例を見てください．上大静脈への浸潤（○）を伴う肺癌が認められますが，右横隔膜（⇨）が左横隔膜（→）よりも高い位置にあり，挙上しています．横隔神経は頸部，胸郭上口，縦隔（心膜沿い），横隔膜へと走行しますが（図7参照），この経路に腫瘍があり横隔膜が挙上している場合には横隔神経への浸潤（T3）として判定できます．図6の症例では横隔神経浸潤に加えて，大血管への浸潤（T4）がみられるため，T3ではなくT4になりますね．

若：血管浸潤を示唆する所見にはどのようなものがありますか．

専：図6の症例のように血管の変形・狭窄が明らかな場合は血管浸潤と判定してよいですが，血管と接しているだけの場合は判定には苦慮することが多いです．**血管の半周以上（180度以上）で接していると浸潤ありと判定することが多いですが**，

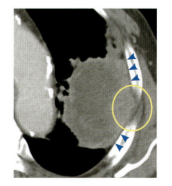

図5　70歳代男性．肺腺癌
胸部造影CT（縦隔条件）．胸膜外脂肪層（▶）は腫瘍部で途絶しており（○），胸壁浸潤が示唆される

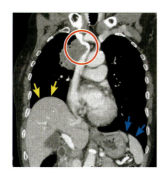

図6　70歳代女性．右上葉肺癌
胸部造影CT（縦隔条件 冠状断）

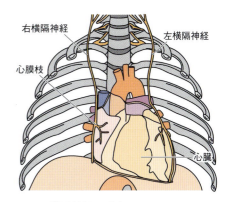

図7　横隔神経の走行
文献11より引用

この場合は偽陽性も増えることは知っておきましょう．ただし，血管周囲3/4以上（すなわち270度以上）接していれば浸潤はほぼ確実といえます[12]．

若：T因子のあとはN因子（リンパ節転移）の評価ですね．

放：N因子は第7版の取扱い規約からの変更はありません．リンパ節の位置や名称に関しては巻末の付録を参照してください（参照 付録-2）．N因子評価の重要な点として，N2以上，すなわち同側縦隔/気管分岐部リンパ節転移があります．これはN2以上の場合，基本的に手術適応外となり，治療決定に大きな影響を与えるためですね．また，縦隔リンパ節の左右は気管左側壁が境界線になることも覚えておきましょう．

若：リンパ節転移判定のカットオフ値はありますか．

放：CTでは短径1cm以上のリンパ節を転移と判定しますが，**FDG-PETで明らかな集積が認められれば，1cm未満のリンパ節でも基本的に転移ありと判定します**．PETでは非特異的な集積に注意が必要ですが，PET/CTによるリンパ節転移の診断能は感度95％，特異度85％と非常に高く[13]，遠隔転移の評価にも有効なので[14]，特に初回評価時は撮影しておくことが望ましいですね．

専：肺癌取扱い規約第8版[9]からは，遠隔転移（M因子）が単一臓器の場合はM1b，多臓器の場合はM1cと変更・追加されました．すなわち，遠隔臓器の数により病期も変わってくるので，PET/CTの重要性はさらに高まったといえるでしょうね．

若：リンパ節転移に限らず，判定に迷ったときはどうしたらよいでしょうか．

専：T，N，Mにかかわらず，さらには癌の種類にかかわらず，**ステージングに迷ったときには数字の小さいほうを選択する**のが原則です．この点は絶対に覚えておきましょう．これは，患者さんの治療選択の不利益になることが少なくなるようにという配慮によるもので，国際的な共通事項となっています．

第2章 肺癌の画像診断：スクリーニングからステージング・鑑別診断まで

3 肺癌との鑑別が必要な良性結節
〜この所見があれば良性！〜

症例1 70歳代男性，健診目的に胸部CTが撮影された．

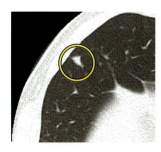
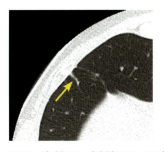

図1　胸部CT（肺野条件）　　図2　胸部CT（連続スライス）

若手専攻医：右肺中葉胸膜下に7mm大の結節を認めます（図1：〇）．楔状の形態で，近傍には線状影（図2：⇨）が認められます．線状影は胸膜から垂直に立ち上がっているので，小葉間隔壁の肥厚と思われます．非特異的な病変のように思われますが…．サイズは7mmなので，3〜4カ月後のフォローということでよいのではないでしょうか．

放射線科医：その対応で間違っていませんが，少なくとも良性病変である可能性が高いことを示唆したうえで，経過観察にいきたいところです．本症例の結節は多角形の形状や，軽度肥厚した小葉間隔壁に接している点が特徴的で，肺内リンパ装置が疑われます．

肺内リンパ装置（Intra pulmonary lymph node）[15]
- 肺内リンパ装置とは，過形成・増大した肺実質内のリンパ節で，健診CTの増加に伴い偶然発見される機会が増えた
- 境界平滑な多角形・卵円形の小結節として描出され，大きさは5〜15mmであることが多い．中葉・下葉に好発し，胸膜直下〜胸膜下10mmの範囲に認

められ，小葉間隔壁に連続してみられる点が特徴的とされる
・肺内リンパ節の所見が明らかな場合は，3〜4カ月後のフォローで不変であれば，6カ月を省略し，12カ月で経過観察を終了することも考慮してよい[3]

放：別の良性結節についても見ていきましょう．所見はどうですか．

症例2 60歳代男性，胸部異常影の精査目的に胸部CTが撮影された．

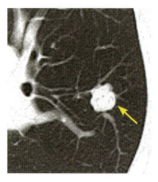

図3　胸部CT（肺野条件）　　図4　胸部CT（縦隔条件）

若：左肺中葉に12mm大の結節（図3，4：⇨）を認めます．境界明瞭で辺縁は平滑です．結節内部には粗大なポップコーン状の石灰化を伴っています．過誤腫と考えます．

放：その通りですね．この病変は良性結節の特徴がよく出ていますね．すなわち，**境界明瞭，辺縁平滑，3cm以下，内部の石灰化は良性結節を示唆する所見**です．特に，びまん性の石灰化は結核腫，ポップコーン状の石灰化は過誤腫に特異的で，これらの所見のみで診断が可能です．注意したいのは，肺癌でも稀に偏心性の石灰化や微細な石灰化を伴うことがある点で，肺癌の石灰化は良性の石灰化とは性状が異なるため鑑別はそれほど難しくありませんが，**石灰化があっても必ずしも良性とは言えない**ということは知っておきましょう．

肺過誤腫（Hamartoma）[16]

【概念】
新生物に類似する巣状の奇形．大部分の過誤腫で軟骨を含み，脂肪や囊胞状の液体貯留を認めることがある．

【疫学】
肺の単発性結節の6～8％，肺の良性腫瘍の77％を占める．40～50歳代に好発し，男性に多い（女性の2～3倍）．

【画像所見】
単発性結節として認められることが多く，肺野末梢に多い．3～20％は気管支内発生．境界明瞭で分葉状．通常は4cm以下だが，10cm程度まで発育することもある．石灰化は15～20％で認められ，**ポップコーン状の石灰化**は特異性が高い．脂肪成分は50％に認められ，過誤腫に特徴的である．

呼吸器内科専門医：肺過誤腫は特徴的な所見を呈すれば診断は容易ですが，石灰化や脂肪成分を含まない過誤腫は，その他の良性腫瘍との鑑別は難しいですよね．

放：同感です．以下の2症例を見てください．

 症例3 40歳代女性．胸部単純X線写真で異常影を指摘され，胸部CTが撮影された．右肺下葉の結節（図5，6：◯）に対して気管支鏡生検が施行され，<u>硬化性血管腫</u>と病理診断された．

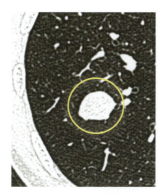
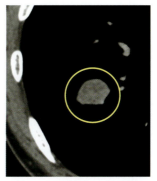

図5　胸部CT（肺野条件）　　図6　胸部造影CT（縦隔条件）

症例4 30歳代男性．健診CTで偶発的に右肺下葉S10に結節影（図7，8：○）を指摘された．手術が施行され，炎症性偽腫瘍と病理診断された．

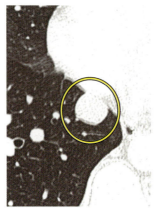

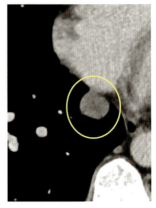

図7　胸部CT（肺野条件）　　図8　胸部造影CT（縦隔条件）

若：うわぁ．症例3と症例4の結節はそっくりですね．この鑑別は無理だなぁ．

放：いずれも境界明瞭，辺縁平滑などの良性の特徴を呈しているのですが，石灰化や脂肪成分などは認められず，鑑別を絞り込むのは難しいですよね．**硬化性血管腫を疑う所見として，結節周囲の（出血を反映した）すりガラス影，気腫性変化/air trapping，造影CTでの早期濃染などがあげられますが**[17]，これら特異性の高い所見がみられる頻度は低く，さらには硬化性血管腫の30％は石灰化を合併するので，過誤腫との鑑別もしばしば難しいというのが実際のところです．

専：過誤腫，硬化性血管腫，炎症性偽腫瘍はいずれもこのタイプの結節を見たときに鑑別にあがる疾患ですが，良性結節のなかでの診断を絞り込むことにそれほど大きな臨床的意義はありませんので，基本的には良性病変の可能性が高いことを明示していただければ十分だと思います．

放：ピットフォールとして，**肺転移の場合は良性結節のような特徴を呈することがあります**ので，悪性腫瘍の既往がある症例や新出結節に関しては，安直に良性結節と診断することは避けたいですね．

放：では最後の症例にいきましょう．所見はどうでしょうか．

 70歳代男性．胸部異常影の精査目的に胸部CTが撮影された．石綿曝露歴あり．

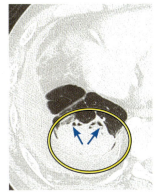 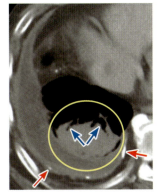

図9　胸部CT（肺野条件）　　図10　胸部単純CT（縦隔条件）

若：右肺下葉に腫瘤性病変を認めます（図9，10：○）．辺縁不整で境界もやや不明瞭で，肺癌の可能性があると思います．また，右胸水と胸膜肥厚があり，一部は石灰化を伴っています（図10：→）．石綿曝露歴もあるということで，胸水と胸膜に関しては，それぞれ良性石綿胸水，びまん性胸膜肥厚/胸膜プラークでよいと思いますが，胸膜中皮腫の鑑別は必要と考えます．また，石綿曝露は肺癌のリスクにもなりますので，腫瘤性病変はやはり肺癌ではないでしょうか．

専：うーん．胸水や胸膜肥厚に関しての評価はよいと思いますが，腫瘤性病変に関してはいくつかの理由から肺癌以外の病変の可能性が高いと思いますよ．

放：これは円形無気肺ですね．石綿曝露の既往があること，腫瘤は胸水に広く接しており，胸膜からの立ち上がりが鋭角であること，腫瘤中枢側に拡張した気管支（図9，10：→）を含んでいることなどの円形無気肺の特徴的所見を呈していますね．

円形無気肺（round atelectasis）[18]
【概念】
　円形または類円形の腫瘤性陰影を呈する末梢性無気肺．基本的に良性石綿胸

水を背景として生じるため，石綿関連肺病変の一つと考えられている．

【画像所見】
①胸水または胸膜肥厚に接する円形・類円形腫瘤，②下葉背側に好発，③腫瘤と胸膜の成す角度は鋭角，④腫瘤基部に気管支透瞭像を認める，⑤比較的強い造影増強効果，⑥周囲の血管が腫瘤に集簇する（comet tail sign）．

専：本症例は念のため気管支鏡により肺癌を否定したうえで，悪性胸膜中皮腫の出現有無と併せて年1回のフォローをしていますが，良性石綿胸水・びまん性胸膜肥厚，円形無気肺ともに5年経過時点で変化を認めていません．

若：円形無気肺は特徴的な画像所見から診断可能な良性病変の一つなのですね．覚えておきます．

放：今回は，肺結節の取り扱い，肺癌のステージング，良性結節の鑑別診断について勉強しましたね．良性悪性を疑う所見や，疾患ごとの結節の特徴について，表1，2にまとめましたので，確認しておいてください．特徴的な所見を呈する良性結節を確実に診断し，悪性の所見を呈する結節，特に肺癌に関しては正確なステージングができるよう努めましょう．癌の領域に関しては質的診断も大事ですが，それをつきつめてステージングする姿勢が重要ですよ．

表1　肺の悪性・良性結節の特徴

	肺癌	良性結節
部位	上葉に好発 ブラ壁の結節は高リスク	結核腫：S1, S2, S6 肺内リンパ装置：中・下葉（胸膜下） 円形無気肺：下葉（胸膜に接する）
大きさ	大きい（＞2cmが多い）	小さい（≦2cmが多い）
辺縁の性状	辺縁不整，スピキュラ （扁平上皮癌や小細胞癌は分葉状）	境界明瞭，辺縁平滑 （炎症性結節は辺縁不整）
石灰化	稀	びまん性（結核腫） ポップコーン状（過誤腫）
造影効果	有（＞15HU） ［壊死部や粘液産生型は造影（−）］	無（≦15HU） ［無気肺や器質化肺炎は造影（＋）］
内部性状	陰影内の気管支透瞭像（肺癌）	脂肪（過誤腫）
血管との関係	肺静脈が腫瘤の中心部に入り込む	気管支・肺動脈が中心に入り込む
周囲散布巣	無	有

表2 肺に結節影を呈する疾患とその特徴的所見

病変	特徴的所見
良性	
結核腫	びまん性石灰化，周囲散布影
過誤腫	石灰化結節，脂肪の存在
硬化性血管腫	女性に多い，強い造影効果，結節周囲の気腫性変化
炎症性偽腫瘍	若年者，下葉末梢に好発，境界明瞭な孤立性結節
クリプトコッカス	同一肺葉内の多発結節
肺内リンパ節	中・下葉に好発，胸膜直下〜10mmの範囲内，小葉間隔壁沿い，多角状の形態
炎症性結節/器質化肺炎	周囲散布影，造影効果あり，比較的短期間で消退しうる
肺動静脈瘻	結節周囲の拡張した流入・流出血管→結節に"しっぽ"がついたような形状
円形無気肺	石綿既往，胸水に接する，腫瘤中枢側での血管集簇・拡張気管支
悪性	
リンパ腫（特にMALTリンパ腫）	結節周囲の粒状影，広義間質に沿う分布
転移性肺腫瘍	境界明瞭，類円形，悪性腫瘍既往，石灰化を伴うことあり

◆ 第2章の参考文献

1) Naidich DP, et al : Recommendations for the management of subsolid pulmonary nodules detected at CT: a statement from the Fleischner Society. Radiology, 266：304-317, 2013
2) 楠本 昌彦：肺野結節〜すりガラス状結節の診断の基本を教えてください．特集「ビギナーのための胸部画像診断-Q＆Aアプローチ」，画像診断，34：832-833，2014
3) 「低線量CTによる肺がん検診の肺結節の判定基準と経過観察の考え方 第4版」（日本CT検診学会肺がん診断基準部会／編），2016. http://www.jscts.org/pdf/guideline/gls4th201611.pdf
4) MacMahon H, et al : Guidelines for Management of Incidental Pulmonary Nodules Detected on CT Images: From the Fleischner Society 2017. Radiology, 284：228-243, 2017
5) Winer-Muram HT : The solitary pulmonary nodule. Radiology, 239：34-49, 2006
6) Erasmus JJ, et al : Solitary pulmonary nodules: Part I. Morphologic evaluation for differentiation of benign and malignant lesions. Radiographics, 20：43-58, 2000
7) Kuriyama K, et al : Prevalence of air bronchograms in small peripheral carcinomas of the lung on thin-section CT: comparison with benign tumors. AJR Am J Roentgenol, 156：921-924, 1991
8) Swensen SJ, et al : Lung nodule enhancement at CT: multicenter study. Radiology, 214：73-80, 2000
9) 「臨床・病理 肺癌取扱い規約 第8版」（日本肺癌学会／編），金原出版，2017
10) Ratto GB, et al : Chest wall involvement by lung cancer: computed tomographic detection and results of operation. Ann Thorac Surg, 51：182-188, 1991
11) 横隔膜の神経支配．「グレイ解剖学 原著第2版」（Drake RL, et al／著，塩田浩平 他／訳），p.114, エルゼビア・ジャパン，2011
12) 酒井 文和，他：肺門型肺癌．「臨時増刊号 読影レポートのエッセンス-common disease診断の要点と表現のコツ-」，画像診断，32：s98-s100，2012
13) Fischer B, et al : Preoperative staging of lung cancer with combined PET-CT. N Engl J Med, 361：32-39, 2009

14) Li J, et al：Meta-analysis: accuracy of 18FDG PET-CT for distant metastasis staging in lung cancer patients. Surg Oncol, 22：151-155, 2013
15) Wang CW, et al：Intrapulmonary lymph nodes: computed tomography findings with histopathologic correlations. Clin Imaging, 37：487-492, 2013
16) Siegelman SS, et al：Pulmonary hamartoma: CT findings. Radiology, 160：313-317, 1986
17) Nam JE, et al：Air-trapping zone surrounding sclerosing hemangioma of the lung. J Comput Assist Tomogr, 26：358-361, 2002
18) Munden RF & Libshitz HI：Rounded atelectasis and mesothelioma. AJR Am J Roentgenol, 170：1519-1522, 1998

第3章
消化管癌の画像診断
CT・MRIでもここまでわかります！

Summary

- 播種の診断時は大網や腸間膜を意識して読影する．大網は腹腔内播種の好発部位である（参照 第3章-1）
- 食道癌，胃癌のCT診断では壁外浸潤の評価が重要である．直腸癌の深達度やリンパ節転移の評価にはMRIが有効で，特に側方リンパ節転移の存在は治療方針に大きく影響する（参照 第3章-2）
- 胃粘膜下腫瘍の診断時には悪性GISTの所見がないか確認する．GISTの治療効果判定にはFDG-PET/CTが有効である（参照 第3章-3）

第3章 消化管癌の画像診断：CT・MRIでもここまでわかります！

1 腹腔内播種の診断ポイント
~腹膜や大網を意識した読影を~

LEVEL ★☆☆
癌を見逃さない

症例1 70歳代男性．胃噴門部癌術後のフォロー目的にCTが撮影された．

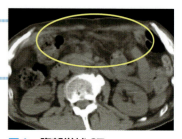

図1 腹部単純CT

 放射線科医：所見はどうかな？

 若手専攻医：胃癌術後ということで再発の精査になると思いますが，少なくとも本スライスでは明らかな再発所見は指摘できないと思います．

 放：うーん．一見わかりにくいですが，正常よりも濃度上昇している構造がありますよ．**胃癌の再発形態としては腹膜播種が多い**ことも意識してください．

 若：あっ！ 腹壁直下の脂肪織の軽度の濃度上昇（図1：○）がありますね．これは一体…？

 放：普段はあまり意識しない構造ですよね．ここでまず，間膜の解剖を復習しておきましょう．

間膜の解剖

- 腸間膜には小腸間膜（狭義の腸間膜）（図2），横行結腸間膜，S状結腸間膜などがある
- 腸間膜は2枚の腹膜の間に挟まれた脂肪織により構成され，内部に血管，リンパ管，リンパ節，神経を含む．脂肪濃度を呈しているためCT上は同定しづらいが，腹水や炎症があると明瞭に描出される
- 大網は胃大弯側からぶら下がるように横行結腸前面に位置し（図2），背側では横行結腸間膜と連続する
- **間膜の判別には内部を走行する血管を同定するのが有効**で，小腸間膜は上腸間膜動静脈，横行結腸間膜は中結腸動静脈，S状結腸間膜は下腸間膜動静脈がメルクマールとなる（図3）

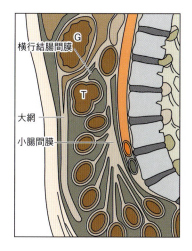

図2 間膜解剖のシェーマ
G：胃，T：横行結腸

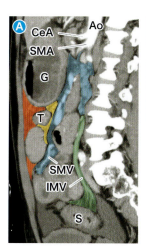
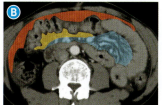
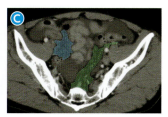

図3 間膜判別のメルクマール[Ⓐ腹部造影CT（矢状断），Ⓑ腹部造影CT（臍レベル），Ⓒ腹部造影CT（骨盤レベル）]

■：大網，■：小腸間膜，■：横行結腸間膜，■：S状結腸間膜
Ao：腹部大動脈，CeA：腹腔動脈，G：胃，T：横行結腸，IMV：下腸間膜静脈，S：S状結腸，SMA：上腸間膜動脈，SMV：上腸間膜静脈

> ＊図3Ⓐ〜Ⓒは胃潰瘍の穿孔例のもので，炎症波及による大網の混濁，腹水貯留，腸間膜リンパ節腫大がみられる．本症例のように腹水貯留や間膜の織濃度上昇があると，間膜構造を認識しやすくなる

若：結腸前面に位置する脂肪濃度構造なので，本症例では大網の濃度上昇（図1：○）があるわけですね．そうなると，大網播種が疑われますね．

放：その通りです．大網は腹腔内播種の最好発部位で，腸間膜がそれに続きます．**大網や腸間膜への播種が進行するにつれて，脂肪濃度上昇→濃度上昇と結節の混在→軟部濃度上昇と所見が変化していきます**．また，大網が完全に軟部濃度に置き換わり腫瘤を形成した状態は，**大網ケーキ（omental cake）**と呼ばれます[1]．

消化器病専門医：播種の初期像は，その気で見れば大網が「霜降り状」（smudged pattern）に見えるだけということも多く，専門医でも診断が難しいんですよね．

放：大網の軽度の濃度上昇は炎症などで非特異的に認められることもあり，実際には判定は難しいですよね．一方，FDG-PET/CTは播種の診断に有効です．本症例でのFDG-PET/CTを見てください（図4）．

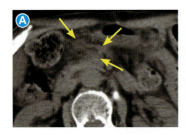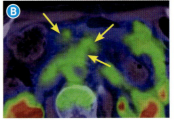

図4　胃癌術後の再発精査目的に撮影されたFDG-PET/CT
Ⓐ単純CT（腹部），ⒷFDG-PET/CT（腹部）

若：大網内にみられる一部結節状の濃度上域（図4Ⓐ：⇨）に一致したFDG集積（図4Ⓑ：⇨）を認めます．大網播種と考えられます．CTだけだと見落としかねないですが，FDG-PET/CTでは一目瞭然ですね．

放：胃癌術後の再発検出にはCTよりもFDG-PET/CTの方が優れていることがメタアナリシスで証明されており[2]，**再発を疑った場合には積極的にPETを撮影する**ことが勧められます．

若：腹腔内播種で悩んだときにはこれからもPETをオーダーするようにします．今回は間膜の解剖も併せてよい勉強になりました．普段から間膜を意識して画像を見るよう心がけたいと思います．

第3章 消化管癌の画像診断：CT・MRIでもここまでわかります！

2 消化器癌のCT・MRIによる診断ポイント
～食道，胃，大腸～

LEVEL ★★★ いざ，ステージング

症例1 60歳代男性．内視鏡で指摘された食道癌の精査目的に造影CTが撮影された．

放射線科医：食道癌のステージングにおけるCTの役割としてリンパ節転移や遠隔転移の評価があげられますが，その他にも診断すべきポイントがあります．所見はどうですか．

若手専攻医：胸部中部食道壁は肥厚し腫瘤状になり（図1：＊），食道内腔は高度に狭小化しています．食道癌の所見です．

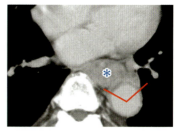

図1　造影CT

放：その通りですね．CTでは食道癌は限局性壁肥厚像として描出されます．壁肥厚は3～5mm以上をカットオフ値とすることが多いですが，内腔が虚脱している場合など評価が難しいことも多いですね．ところで，深達度に関してはどうでしょうか．

若：深達度？ CTでわかるのですか？

消化器病専門医：まず，深達度を含めた食道癌の病期分類に関して以下の表1～4で確認しておいてください．癌の浸潤程度はT1～T4で表します．T1～T3におけるCTでの深達度の判定は難しく，超音波内視鏡（endoscopic ultrasound：EUS）が主役になりますが[3]，**T4の診断にはCTが重要な役割を果たします．**T3以下では外科的根治術が施行可能ですが，T4では手術適応から外れることが多いので，T4を判定する意義は臨床的にも大きいです[4]．

放：T4のなかでも大動脈浸潤は特に重要なので，ここでまとめておきましょう．

表1 進行度

壁深達度 \ 転移	N0	N1	N2	N3	N4	M1
T0, T1a	0	II	II	III	IVa	IVb
T1b	I	II	II	III	IVa	IVb
T2	II	III	III	III	IVa	IVb
T3	III	III	III	III	IVa	IVb
T4a	III	III	III	III	IVa	IVb
T4b	IVa	IVa	IVa	IVa	IVa	IVb

T4a：胸膜，心膜，横隔膜，肺，胸管，奇静脈，神経
T4b：大動脈（大血管），気管，気管支，肺静脈，肺動脈，椎体
文献5より転載

表2 壁深達度 depth of tumor invasion（T）

TX：癌腫の壁深達度が判定不可能
T0：原発巣としての癌腫を認めない
T1a：癌腫が粘膜内にとどまる病変[注1]
　T1a-EP：癌腫が粘膜上皮内にとどまる病変（Tis）
　T1a-LPM：癌腫が粘膜固有層にとどまる病変
　T1a-MM：癌腫が粘膜筋板に達する病変
T1b：癌腫が粘膜下層にとどまる病変（SM）[注2,3,4]
　T1b-SM1：粘膜下層を3等分し，上1／3にとどまる病変
　T1b-SM2：粘膜下層を3等分し，中1／3にとどまる病変
　T1b-SM3：粘膜下層を3等分し，下1／3に達する病変
T2：癌腫が固有筋層にとどまる病変（MP）
T3：癌腫が食道外膜に浸潤している病変（AD）
T4：癌腫が食道周囲臓器に浸潤している病変（AI）[注5,6]
　T4a：胸膜，心膜，横隔膜，肺，胸管，奇静脈，神経
　T4b：大動脈（大血管），気管，気管支，肺静脈，肺動脈，椎体

注1）早期癌：原発巣の壁深達度が粘膜内にとどまる食道癌を早期食道癌 early carcinoma of the esophagus と呼ぶ．リンパ節転移の有無を問わない．
　　　例：早期癌：T1aNXMX
注2）表在癌：癌腫の壁深達度が粘膜下層までにとどまるものを表在癌 superficial carcinoma と呼ぶ．リンパ節転移の有無を問わない．
　　　例：表在癌：T1NXMX
注3）従来一般的に使用されてきた深達度亜分類はほぼ以下のように対応する．
　　　M1：T1a-EP, M2：T1a-LPM, M3：T1a-MM, SM1：T1b-SM1, SM2：T1b-SM2, SM3：T1b-SM3
注4）内視鏡的に切除された標本では粘膜下層を3等分した距離が不明であるため，粘膜筋板から200μm以内の粘膜下層にとどまる病変をT1b-SM1とし，粘膜筋板から200μmを越える粘膜下層に浸潤する病変をT1b-SM2とする．
注5）心膜，大動脈，大静脈，気管，肺，横隔膜，胸管，反回神経，奇静脈など癌腫が浸潤した臓器を明記する．
　　　例：T4a（肺）
注6）リンパ節転移巣が食道以外の臓器に浸潤した場合はT4扱いとし，「T4（転移リンパ節番号-浸潤臓器）」の順に記載する．
　　　例：T4b（No.112aoA-大動脈）
文献5より転載

表3 リンパ節転移の程度　grading of lymph node metastasis（N）

NX：リンパ節転移の程度が不明である
N0：リンパ節転移を認めない
N1：第1群リンパ節のみに転移を認める
N2：第2群リンパ節まで転移を認める
N3：第3群リンパ節まで転移を認める
N4：第3群リンパ節より遠位のリンパ節（第4群）に転移を認める

注）リンパ節外転移（Tumor nodule）はNに含める．
文献5より転載

表4 遠隔臓器転移　distant organ metastasis（M）

MX：遠隔臓器転移の有無が不明である
M0：遠隔臓器転移を認めない
M1：遠隔臓器転移を認める

注1）遠隔臓器を（　）内に記載する．
　　　例：M1（肺），M1（肝，胃）
注2）胸膜，腹膜，心膜への播種性転移はM1とする．
文献5より転載

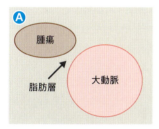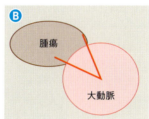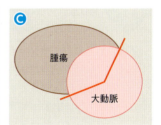

図2　大動脈浸潤判定の模式図
文献7より改変して転載

> **CTによる食道癌の大動脈浸潤の診断ポイント**[6]
> ・腫瘍と大動脈の間に脂肪層が確認できれば，大動脈浸潤なしと判定する（図2Ⓐ）
> ・腫瘍と大動脈の接触角が90度以下であれば，大動脈浸潤の可能性は低いと判定する（図2Ⓑ）
> ・腫瘍と大動脈の接触角が90度以上であれば，大動脈浸潤の可能性が高いと判定する（図2Ⓒ）

若：なるほど．本症例では腫瘍と大動脈は90度以上接しているので（図1：━），大動脈浸潤の可能性が高いと考えられ，T4b（大動脈）と診断されるわけですね．

放：その通りですね．これでT因子（壁深達度）は診断できたので，次はN因子（リンパ節転移）を評価することになりますが，CTによる食道癌のリンパ節転移の評価は難しいことが知られています．これは，**食道癌に関しては，リンパ節のサイズが1cm以下でも転移であることが多い**ためです．食道周囲リンパ節は6mm，遠位リンパ節は10mmを超えたものを転移とする基準[8]もありますが，診断に苦慮することが多いのが実際です．一方，FDG-PET/CTによる食道癌リンパ節転移の診断精度は比較的高いことが報告されていますので[9]，CTで判定が微妙な場合はPET/CTを追加するとよいですね．

専：同じ胸部領域でも食道癌と肺癌ではリンパ節転移の呼び方が大きく違っているので，食道癌の評価時には食道癌の用語を使ったレポートを貰えると助かります．

放：リンパ節転移に関しては巻末の付録にまとめてありますので，確認しておきましょう（参照 付録-2, 3）．食道癌はここまでにして，次は胃癌にいきますよ．

症例2 60歳代男性．内視鏡で指摘された胃癌の精査目的に造影CTが撮影された．

放：胃癌においてもCTはリンパ節転移や遠隔転移（肝転移，腹膜播種など）を評価するという意味合いが大きいですが，深達度に関してもある程度は評価可能です．実際，胃内に水や空気を充満させて撮影したCTでの深達度診断の正診率は91％だったという報告[10]もあります．本症例でも発泡剤を飲ませたうえで撮影していますよ．さて，所見はどうですか．

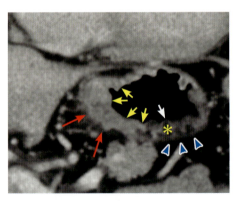

図3　造影CT（冠状断）

若：胃噴門部の壁は不整に肥厚し，造影効果を伴っています（図3：⇒）．既知の胃癌と考えられます．深達度に関しては…ちょっとよくわかりません．

表5 胃癌の壁深達度（T）

TX	癌の浸潤の深さが不明なもの
T0	癌がない
T1	癌の局在が粘膜（M）または粘膜下組織（SM）にとどまるもの
T1a	癌が粘膜にとどまるもの（M）
T1b	癌の浸潤が粘膜下組織にとどまるもの（SM）
T2	癌の浸潤が粘膜下組織を超えているが，固有筋層にとどまるもの（MP）
T3	癌の浸潤が固有筋層を超えているが，漿膜下組織にとどまるもの（SS）
T4	癌の浸潤が漿膜表面に接しているかまたは露出，あるいは他臓器に及ぶもの
T4a	癌の浸潤が漿膜表面に接しているか，またはこれを破って遊離腹腔に露出しているもの（SE）
T4b	癌の浸潤が直接他臓器まで及ぶもの（SI）

文献11より転載

放：まずは胃壁の正常な構造について確認しましょう．造影CTでは内層から順に，よく造影される粘膜層［M］（図3：⇨），低吸収を呈する粘膜下層［SM］（図3：✱），高吸収を呈する粘膜筋板［MP］（図3：▶）が存在します．壁外にある漿膜下層は基本的に同定困難となっています．胃癌の深達度分類も表5で確認しておいてください．

若：なるほど．層構造を意識して画像をみると，腫瘍は壁外に突出する部分が認められ（図3：➡），周囲脂肪織の濃度上昇を伴っています．少なくとも固有筋層は超えている（T3以上）と考えられます．

放：その通りですね．本症例では手術が施行され，T3（SS）であることが確認されました．CT所見と壁の深達度の関係でいえば，T1はしばしば同定困難，T2は胃壁の肥厚として確認可能，**T3以上では固有筋層を超えた浸潤があり，脂肪織濃度上昇など漿膜側の変化を伴うという特徴**があります．また，臓器浸潤があれば確実にT4と診断できますね．

専：内視鏡は内腔からの観察のため，壁外の評価は得意ではないのです．したがって，T3〜4の評価にはCTの方が有利ですので，読影レポートにはT3以上が疑われるか，臓器浸潤はあるのかを記載していただけると助かります．

若：深達度以外にリンパ節に関してはどうですか．

放：胃癌でも短径1cmをカットオフ値として評価するのが一般的ですが，その場合の正診率は60〜70％程度とされています．CTで判定に悩むようなリンパ節に対

してはFDG-PET/CTも考慮すべきですね[12]．

専：胃癌はこの辺にして，次は直腸癌にいきましょう．

症例3 80歳代男性．内視鏡で指摘された直腸癌の精査目的に骨盤MRIが撮影された．

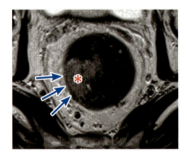

図4　T2強調画像

放：直腸癌の遠隔転移（肝臓・肺）の評価は造影CTで行うことが一般的ですが，局所の評価に関してはMRIがたいへん役立ちます[13]．ここでは直腸癌のMRIについて勉強しましょう（図4）．

若：うーん…．直腸のMRIはあまり見慣れません．

放：では最初に解剖の復習をしましょう．直腸癌のMRI診断に重要なシークエンスであるT2強調画像（直腸に対して垂直な軸位断像で3mm以下のスライス厚）を中心に解説していきますね．

直腸MRIの正常解剖
【層構造】（図5）
- 直腸は内側から順に粘膜（M），粘膜筋板（MM），粘膜下層（SM），固有筋層（MP）で構成され，周囲は直腸間膜に囲まれている
- 直腸間膜は直腸固有筋膜（mesorectal fascia：MRF）に包まれた脂肪織（mesorectal fat）であり，内部には血管，リンパ網，神経が走行する
- T2強調画像では，粘膜と粘膜筋板が低信号，粘膜下層が高信号，固有筋層が低信号，直腸間膜が高信号，直腸固有筋膜が線状の低信号として描出される

【位置に基づく分類】
- 直腸は上部直腸（Ra）と下部直腸（Rb）からなり，腹膜反転部を境界として上部，下部にわかれる
- CTやMRIの横断像で腹膜反転部を確認するのは難しいが，男性では精嚢上部，女性では子宮体部と頸部の移行部が腹膜反転部の高さの目安になる[14]

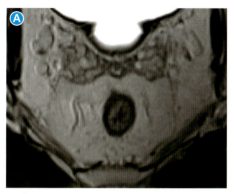
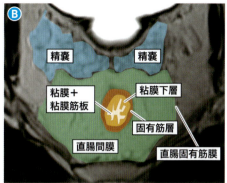

図5 直腸の正常層構造（T2強調画像，Ⓐ）とシェーマ（Ⓑ）

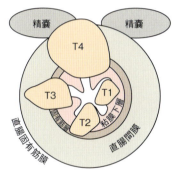

図6 直腸癌深達度シェーマ
文献15より引用

若：読影にうつります．まず，図4は精嚢上部レベルのスライスであり，腹膜反転部の高さにあるので，RaからRbにまたがる病変（Ra/Rb）と考えられます．7-9時方向にはT2強調画像で軽度高信号を呈する腫瘤性病変があり（図4：＊），既知の直腸癌と考えられます．腫瘤は固有筋層（図4：➤）と接してはいますが，周囲の脂肪層（直腸間膜内）への進展は認められません．

放：その通りですね．あとは，深達度を具体的に記載できるとよいですね．直腸癌の深達度とMRIによる診断法は図6，表6の通りです．

表6 直腸癌の深達度とMRI所見

直腸癌の壁深達度			MRI所見
T1	(SM	粘膜下層に限局)	腫瘍は粘膜下層に留まる
T2	(MP	固有筋層に浸潤)	腫瘍は固有筋層に接するが，周囲脂肪層には及ばない
T3	(SS, A	固有筋層を超えて浸潤)	腫瘍は固有筋層を超えて脂肪層（直腸間膜）に広基性に膨隆，結節状に突出する（微細なスピキュラは含まない）
T4	(SE, SI, AI	隣接臓器か腹膜に浸潤)	腫瘍が隣接臓器や腹膜に進展する

> **重要！** 直腸癌の壁外浸潤を正確に評価する
> - T3では固有筋層を超えた浸潤距離も測定する．壁外浸潤が5mmを超えると予後不良となる[16]
> - 直腸癌の標準術式である直腸間膜全切除術（total mesorectal excision：TME）の外科的剥離面が直腸固有筋膜になるため，T3以上では直腸固有筋膜への浸潤も評価する．直腸固有筋膜への浸潤があれば再発率は高くなる[17]

若：なるほど．本症例では固有筋膜を超えない進展ということでT2に相当しますね．

放：その通りです．本症例では手術標本でもT2が確認されました．

専：局所の評価はもちろん重要なのですが，われわれとしては**側方リンパ節転移の有無**をいつも気にしています．

若：側方リンパ節？ なんですかそれは？

放：側方リンパ節は重要なので，ここでまとめておきます．

側方リンパ節転移
- **概念**：直腸では下腸間膜動脈へ向かうリンパ流以外にも，中直腸動脈から骨盤内神経叢を貫いて内腸骨動脈に向かう側方リンパ流があり，側方リンパ流によるリンパ節転移が側方リンパ節転移に相当する．具体的には，内腸骨リンパ節，閉鎖リンパ節，総腸骨リンパ節，外腸骨リンパ節，外側仙骨リンパ

節，正中仙骨リンパ節，大動脈分岐部リンパ節が側方リンパ節に相当する[18]
- **治療方針に与える影響**：側方リンパ節転移に対しては，欧米では一般的に放射線化学療法が施行されるが，日本では側方郭清が選択されることが多い

若：うーん，側方リンパ節転移って大事なんですね．MRIではどう診断したらよいですか．

放：では次の症例をみてください．所見はどうですか．

症例4　70歳代女性．直腸癌の精査目的に撮影された骨盤MRI．

若：直腸間膜内のリンパ節腫大（図7：⇨）がみられます．その他，左閉鎖リンパ節も腫大（図7：➡）しています．リンパ節転移を疑います．閉鎖リンパ節は側方リンパ節に相当するので，側方リンパ節転移ありということになりますね．

放：その通りです．直腸癌のリンパ節転移をサイズで判断する場合は5〜8mmをカットオフ値とすることが多いですが，それより小さいサイズのリンパ節転移もしばしば存在することが知られています．したがって，**サイズが小さくても，辺縁不整，T2延長などの所見を認めた場合はリンパ節転移ありと判定したほうがよい**ですね[19, 20]．実際，本例でもいずれのリンパ節も辺縁不整でT2強調画像で軽度高信号を呈していますので，サイズだけでなくその性状からもリンパ節転移が示唆されるわけです．

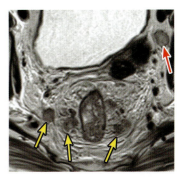

図7　T2強調画像（横断像）

専：術前から側方リンパ節転移が疑われていれば当然ながら側方郭清を行いますが，画像的に明らかなリンパ節転移がなくても，「腫瘍下縁が腹膜反転部より肛門側にあり（すなわちRb領域に及ぶ腫瘍）」かつ「固有筋層を超えて浸潤する」症例であれば，側方リンパ節転移の可能性が十分にあるため，側方郭清が標準的に行われます[21]．

放：つまり，**腫瘍の局在や深達度（特にT3以上）は術式に大きく影響する**わけですね．リンパ節転移の可能性も含め，しっかりとレポートに記載するようにしましょう．

第3章 消化管癌の画像診断：CT・MRIでもここまでわかります！

3 胃粘膜下腫瘍の画像診断
~GISTを中心に~

症例1 60歳代女性．貧血と黒色便の精査目的に施行された内視鏡で胃粘膜下腫瘍を認めたため，造影CT，引き続いてFDG-PET/CTが撮影された．

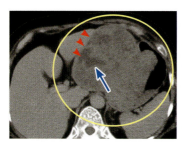
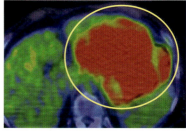

図1　造影CT（平衡相）　　図2　FDG-PET/CT

放射線科医：ここでは胃粘膜下腫瘍について勉強していきましょう．

若手専攻医：胃体部小弯側を主座とする充実性腫瘤（図1：○）を認めます．腫瘤は胃内腔だけでなく胃壁外にも大きく膨隆しています．腫瘤内部には造影不良域（図1：➡）も散見され，壊死を疑います．また，FDG-PET/CTでは強い集積（SUVmax＝14.3）を伴っています（図2：○）．GIST（gastrointestinal stromal tumor）と考えます．

放：その通りですね．SUVmaxについては他章で説明します（参照 第8章-2）．ここでGISTについてまとめておきましょう．

GIST(gastrointestinal stromal tumor)[22]

【概念】
- 消化管粘膜下に発生する間葉系腫瘍で，カハールの介在細胞に由来する．免疫組織学的にKIT免疫染色陽性もしくはCD34陽性になるのが特徴である

【発生部位】
- 胃（50～70％），小腸（20～30％）が大部分を占め，大腸や食道は稀[23]

【画像所見】
- サイズが小さい場合は内部は均一だが，サイズが大きくなるにつれ不均一となる．石灰化を伴うことがある（25％）．FDG-PET/CTで強い集積を認める
- 直径2cm以下は良性，5cm以上は悪性の頻度が高く，腫瘍内部の出血・壊死，辺縁不整，血流豊富な場合も悪性を疑う．その他，周囲臓器浸潤，血行性転移（特に肝臓），腹膜播種（腫瘍破裂）などの所見があれば悪性が示唆される[24]

若：本症例では腫瘤性病変のサイズは14cmで変性を伴っているので，悪性が疑われますね．また，肝臓とも比較的広汎に接しており境界もやや不明瞭化しているので，肝浸潤も示唆されますね．

消化器病専門医：その通りです．本症例ではまず分子標的薬であるイマチニブによる治療がなされました．治療後の画像が図3になります．

若：サイズは7cm大と縮小してはいますが（図3Ⓐ：◯），まだ比較的大きいですね．

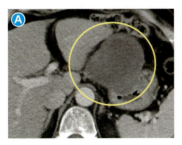
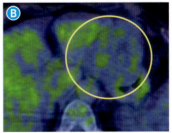

図3 GISTに対するイマチニブ治療の効果判定目的に撮影した造影CTおよびFDG-PET/CT
Ⓐ造影CT（平衡相），ⒷFDG-PET/CT

放：じつはGISTの治療効果はサイズ変化よりも，吸収値やFDG-PET/CT集積の変化として現れることが多いのです[25]．特に**FDG-PET/CTでは集積の低下が腫瘍の縮小に先行して認められる**ため，治療効果判定にたいへん有用です[26]．

専：本症例でも腫瘤の吸収値は全体に低下し（図3**Ⓐ**：○），FDG集積も大きく低下（SUVmax＝3.1）しているので（図3**Ⓑ**：○），治療効果ありと判定できますね．じつはこの撮影の後に手術が施行されたのですが，病理的にも術前療法に対する反応性が確認されました．

放：今回はGISTの症例を提示しましたが，胃粘膜下腫瘍の鑑別という観点からは間葉系腫瘍である平滑筋腫や神経鞘腫が鑑別になります．良性腫瘍である平滑筋腫および神経鞘腫と悪性ポテンシャルのあるGISTの鑑別は重要です．実際にはこれらの鑑別は難しいことも多いですが，**GISTは内部不均一，平滑筋腫と神経鞘腫は均一に増強される**のが特徴的で，その他，**神経鞘腫はリンパ節腫大を伴うことが多い点**，**平滑筋腫は噴門部に好発する**点などがポイントとなりますので[27]，胃粘膜下腫瘍をみた場合にはこれらの所見に注意して読影するようにしましょう．

◆ 第3章の参考文献

1）Yoo E, et al：Greater and lesser omenta: normal anatomy and pathologic processes. Radiographics, 27：707-720, 2007

2）Wu LM, et al：18 F-fluorodeoxyglucose positron emission tomography to evaluate recurrent gastric cancer: a systematic review and meta-analysis. J Gastroenterol Hepatol, 27：472-480, 2012

3）Wakelin SJ, et al：A comparison of computerised tomography, laparoscopic ultrasound and endoscopic ultrasound in the preoperative staging of oesophago-gastric carcinoma. Eur J Radiol, 41：161-167, 2002

4）5．消化管「画像診断ガイドライン2016年版 第2版」（日本医学放射線学会/編），pp367-369, 金原出版，2016

5）「臨床・病理 食道癌取扱い規約 第11版」（日本食道学会/編），金原出版，2015

6）Picus D, et al：Computed tomography in the staging of esophageal carcinoma. Radiology, 146：433-438, 1983

7）今井 裕, 川田 秀一：食道．「癌取扱い規約からみた悪性腫瘍の病期診断と画像診断2012年版」, 臨床放射線2012年10月臨時増刊号, 57:1431-1443, 2012

8）Ba-Ssalamah A, et al：Dedicated multi-detector CT of the esophagus: spectrum of diseases. Abdom Imaging, 34：3-18, 2009

9）van Westreenen HL, et al：Systematic review of the staging performance of 18F-fluorodeoxyglucose positron emission tomography in esophageal cancer. J Clin Oncol, 22：3805-3812, 2004

10）Kumano S, et al：T-staging of gastric cancer of air-filling multidetector-row CT: comparison with hydro-multidetector-row CT. Eur J Radiol, 81：2953-2960, 2012

11）「胃癌取扱い規約 第15版」，（日本胃癌学会/編），金原出版，2017

12）Kim EY, et al：The value of PET/CT for preoperative staging of advanced gastric cancer: comparison with contrast-enhanced CT. Eur J Radiol, 79：183-188, 2011

13）Mathur P, et al：Comparison of CT and MRI in the pre-operative staging of rectal adenocarcinoma and prediction of circumferential resection margin involvement by MRI. Colorectal Dis, 5：396-401, 2003

14) Furey E & Jhaveri KS：Magnetic resonance imaging in rectal cancer. Magn Reson Imaging Clin N Am, 22：165-190, v-vi, 2014
15) 長谷川 貴, 他：直腸癌のMRI診断.「特集：消化管の画像診断−腫瘍診断を中心に−」, 日独医報, 58：62-70, 2013
16) Merkel S, et al：The prognostic inhomogeneity in pT3 rectal carcinomas. Int J Colorectal Dis, 16：298-304, 2001
17) Gowdra Halappa V, et al：Rectal imaging: part 1, High-resolution MRI of carcinoma of the rectum at 3 T. AJR Am J Roentgenol, 199：W35-W42, 2012
18)「大腸癌取扱い規約 第9版」(大腸癌研究会/編), 金原出版, 2018
19) Kim DJ, et al：Evaluation of lateral pelvic nodes in patients with advanced rectal cancer. AJR Am J Roentgenol, 202：1245-1255, 2014
20) Hotta M, et al：Diagnostic performance of 18F-FDG PET/CT using point spread function reconstruction on initial staging of rectal cancer: a comparison study with conventional PET/CT and pelvic MRI. Cancer Imaging, 18：4-11, 2018
21) Sugihara K, et al：Indication and benefit of pelvic sidewall dissection for rectal cancer. Dis Colon Rectum, 49：1663-1672, 2006
22) Ghanem N, et al：Computed tomography in gastrointestinal stromal tumors. Eur Radiol, 13：1669-1678, 2003
23) Miettinen M & Lasota J：Gastrointestinal stromal tumors--definition, clinical, histological, immunohistochemical, and molecular genetic features and differential diagnosis. Virchows Arch, 438：1-12, 2001
24) Burkill GJ, et al：Malignant gastrointestinal stromal tumor: distribution, imaging features, and pattern of metastatic spread. Radiology, 226：527-532, 2003
25) Warakaulle DR & Gleeson F：MDCT appearance of gastrointestinal stromal tumors after therapy with imatinib mesylate. AJR Am J Roentgenol, 186：510-515, 2006
26) Antoch G, et al：Comparison of PET, CT, and dual-modality PET/CT imaging for monitoring of imatinib (STI571) therapy in patients with gastrointestinal stromal tumors. J Nucl Med, 45：357-365, 2004
27) Choi YR, et al：Differentiation of large (≥ 5 cm) gastrointestinal stromal tumors from benign subepithelial tumors in the stomach: radiologists' performance using CT. Eur J Radiol, 83：250-260, 2014

第4章

肝・胆道の画像診断
肝細胞癌から良性の肝腫瘍まで

Summary

- 早期濃染・washoutを呈する肝腫瘍を認めた場合，肝細胞癌と診断する（参照 第4章-1）
- 肝細胞癌の早期診断に最も有用な検査はEOB-MRIである（参照 第4章-1）
- 肝細胞癌の治療選択には，門脈腫瘍栓の有無，サイズ，数が大きく影響する（参照 第4章-2）
- 肝外転移の高リスク症例では，胸腹部CTやFDG-PET/CTで転移検索を行う（参照 第4章-2）
- 早期濃染を呈する肝腫瘍として，肝血管腫とFNHを診断できるようにする（参照 第4章-3）
- 肝内胆管細胞癌と肝転移は乏血性腫瘤を形成することが多く，両者はしばしば類似する（参照 第4章-3）

第4章　肝・胆道の画像診断：肝細胞癌から良性の肝腫瘤まで

1 肝細胞癌を正確に診断しよう！
～EOB-MRIを踏まえて～

症例1　60歳代男性．腹部超音波検査にて肝腫瘤を指摘され，精査目的に肝臓ダイナミックCTが撮影された．

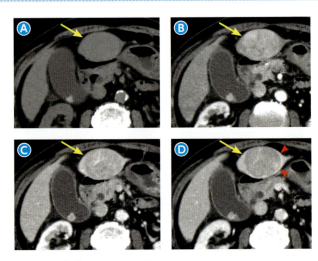

図1　肝臓ダイナミックCT
Ⓐ単純，Ⓑ動脈相，Ⓒ門脈相，Ⓓ平衡相

放射線科医：肝臓ダイナミックCTでは本症例のように，**動脈相（造影剤投与35～40秒後），門脈相（70秒前後），平衡相（180秒前後）の3相を撮影する**ことが推奨されており[1]，これらを組合わせて肝腫瘤の性状評価を行うことが重要です．さて，所見はどうですか．

若手専攻医：肝左葉外側区に5cm大の腫瘤性病変を認めます（図1 Ⓐ～Ⓓ：⇨）．動脈相で濃染され，平衡相では肝実質よりも低吸収（washout）を呈しています．肝細胞癌を疑います．

消化器病専門医：その通りですね．本症例はいわゆる古典的肝細胞癌（肉眼的に明瞭な境界を有する進行肝細胞癌）の典型的な所見を呈しています．平衡相で被膜

第4章-1 肝細胞癌

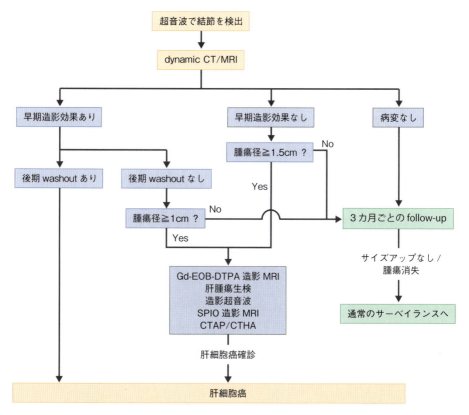

図2 肝細胞癌診断アルゴリズム
文献2，p.27より一部改変して転載

（図1 **D**：▶）がみられるのも特徴的ですね．肝癌診療ガイドライン[2]で肝細胞癌の診断アルゴリズムに言及していますので，確認しておきましょう（図2）．

> **重要！ 肝細胞癌診断のポイント**
> - 早期濃染の有無を最重要診断項目として位置づけており，早期濃染にwashoutを伴っていれば，その時点で肝細胞癌と診断する
> - 腫瘤のサイズも重要な判定項目の一つ．1cm以上の病変で早期濃染があれば，washoutがなくても精査，1.5cm以上の病変であれば早期濃染がなくても精査が推奨される

若：なるほど．本症例でも早期濃染とwashoutが認められましたので，この時点で画像的に肝細胞癌と診断できるわけですね．

放：その通りです．本症例ではCTに加えてEOB-MRIも撮影されていますので，こちらも読影してみましょう（図3）．

若：うーん，MRIとなると急に難しく感じますね．

放：それではまず，EOB-MRIについて説明しておきましょう．

EOB-MRI[3)]

- Gd-EOB-DTPA（プリモビスト®）は肝特異性造影剤であり，有機アニオントランスポーター（OATP1B3）を介して肝細胞に取り込まれる
- 通常のダイナミック造影に加えて，EOB投与20分後に肝細胞相を撮影する．これにより血流情報に加え，肝細胞の存在や機能を評価することが可能になる
- 肝細胞癌ではEOBの取り込みが低下するため，肝細胞相にて低信号を呈する
- 読影時の注意点：従来の細胞外液性造影剤と比較してGd含有量が少ないため，動脈相での造影効果が弱く，濃染の持続時間も短くなる[4)]．したがって，血流情報の評価には造影CTや従来の細胞外液性Gd造影MRIのほうが適している

若：ふむふむ．MRIにおいて腫瘤（図3 Ⓐ～Ⓓ：⇨）は肝細胞相にて低信号を呈しているので，肝細胞癌に合致するというわけですね．肝細胞相以外では，T1強調画像で低信号，T2強調画像で軽度高信号，拡散強調画像では高信号を呈していますが，これらはどのように解釈すればよいでしょうか．

放：MRI信号から肝細胞癌の分化度が予測できます．これは**肝細胞癌が多段階発癌（異形成結節→早期肝細胞癌→進行型肝細胞癌）により生じるので，その分化度により造影パターンやMRI信号が異なる**ためです．詳細については図4を参照してください．

若：これは興味深いですね．本症例の造影パターンやMRI信号を図4に当てはめると中分化型の肝細胞癌が示唆されるわけですね．

放：その通りです．ここで強調しておきたいのが，**肝細胞癌を早期肝細胞癌の時点で捉えることができるのはEOB-MRI**だということです．早期濃染は診断に重要な所見ですが，**早期濃染がみられるのは基本的には中分化型以降の進行期肝細胞癌**

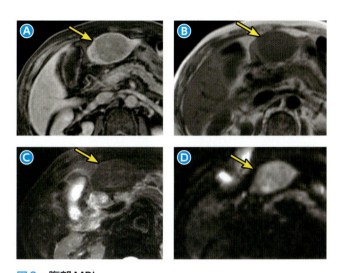

図3 腹部MRI
ⒶEOB-MRI（肝細胞相），ⒷT1強調画像，Ⓒ脂肪抑制T2強調画像，Ⓓ拡散強調画像

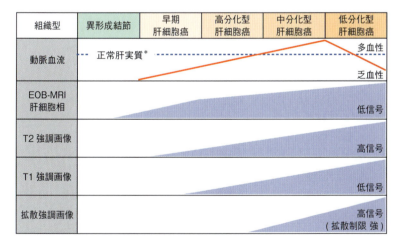

図4 肝細胞癌の分化度ごとの画像的特徴
＊正常肝実質よりも動脈血流が増えると早期濃染として描出される．
文献5～9より作成

であることを覚えておきましょう．

専：早期濃染を示さないながらも肝細胞相で低信号を呈する腫瘤が，経過観察中に早期濃染を呈してくることもしばしば経験されますが，これは多段階発癌の過程を見ているわけですね．

放：おっしゃる通りです．肝細胞癌の診断の話はここまでにして，次に治療を意識した肝細胞癌の読影について解説しますね．

第4章 肝・胆道の画像診断：肝細胞癌から良性の肝腫瘤まで

2 治療に直結する肝細胞癌の読影ポイントは？
〜門脈腫瘍栓に注意！〜

症例1 70歳代男性．C型肝炎による肝硬変の経過観察中，腫瘍マーカー（AFP, PIVKA-Ⅱ）の上昇があり，肝腫瘤の精査目的に肝臓ダイナミックCTが撮影された．

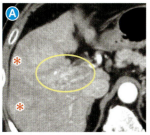 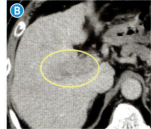 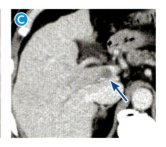

図1 肝臓ダイナミックCT
Ⓐ動脈相，Ⓑ平衡相，Ⓒ平衡相（Ⓑの尾側スライス）

放射線科医：所見はどうですか．

若手専攻医：肝右葉中枢側を主体に早期濃染（図1Ⓐ：〇）とwashout（図1Ⓑ：〇）を伴う境界不明瞭な腫瘤性病変を認めます．早期濃染，washoutがあるので肝細胞癌と診断します．腫瘍の形態が鋳型状というか，門脈右枝〜門脈本幹を充填しているように見えるところが気になります．

放：よいところに気がつきましたね．本症例は肝細胞癌により門脈腫瘍栓をきたしています．肝右葉には不均一な早期濃染が散見されますが（図1Ⓐ：＊），これは門脈腫瘍栓による動脈血流増加，もしくは腫瘍そのものを見ていると考えられます．このように，**門脈腫瘍栓を伴うと腫瘍の正確な進展範囲がわかりづらくなる**ことがしばしばあります．

67

若：門脈内にみられる構造は血栓という可能性はありませんか.

放：門脈腫瘍栓と門脈内血栓が合併する頻度は高く，症例によっては見分けがつきにくいこともありますが，**基本的には造影効果を有する病変は腫瘍，造影効果を認めない病変は血栓**と考えるとよいでしょう．本症例でも腫瘍栓の左側に造影効果を伴わない低吸収像（図1 ⓒ：➜）が認められ，こちらは血栓ですね.

若：門脈腫瘍栓があると何が問題なのでしょうか.

消化器病専門医：**門脈腫瘍栓は肝細胞癌の最も重要な予後規定因子**であり，その存在は予後不良を意味します．ちなみに，門脈腫瘍栓は浸潤程度に応じて，Vp1（門脈二次分枝より末梢），Vp2（門脈二次分枝），Vp3（門脈一次分枝），Vp4（門脈本幹，対側の門脈枝）の4段階に分類されます[10]．

若：なるほど．本症例は門脈本幹に腫瘍栓が及んでいるので，Vp4に相当するわけですね．そうなると，予後は悪そうですね.

専：残念ながらそうなのです．Vp2に限局した単発肝癌はよい手術適応であるのに対し，Vp3，Vp4の症例では肉眼的にすべて切除されても根治度Cとして扱うことが決められているなど[10]，主要門脈腫瘍栓（Vp3，Vp4）を認める症例の予後は厳しいと言わざるを得ません.

放：手術以外の治療法として，Vp3，Vp4の症例ではカテーテルによる塞栓療法が施行されることもありますが，この場合は肝梗塞や肝膿瘍を生じるリスクが高くなる点が問題となります．実際，治療選択はなかなか難しいですよね.

専：結局のところ，門脈腫瘍栓が認められた場合には，個々の症例に応じて治療法を決めていくしかないというのが現状ですね．ここで肝癌診療ガイドラインにて推奨されている肝細胞癌の治療アルゴリズムを確認しておきましょう（図2）.

若：ふむふむ．**治療選択で重要になる項目としては，肝予備能（Child-Pugh分類：表1），肝外転移，脈管侵襲，腫瘍数，腫瘍径がある**わけですね．腫瘍数は3個，腫瘍径は3cmが重要な境界値になるようですね．ところで，脈管侵襲というのは門脈腫瘍栓のことでしょうか.

専：厳密には肝静脈腫瘍栓を含みますが，一般的には門脈腫瘍栓を意味することが多いですね.

若：肝外転移の検索には何の検査を行ったらよいでしょうか.

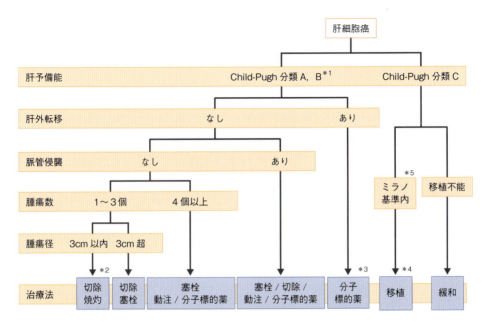

図2 肝細胞癌治療アルゴリズム
＊1：肝切除の場合は肝障害度による評価を推奨
＊2：腫瘍数1個なら①切除，②焼灼
＊3：Child-Pugh分類Aのみ
＊4：患者年齢は65歳以下
＊5：脈管侵襲と肝外転移なし，単発では腫瘍径5cm以下，多発では腫瘍数3個以下で腫瘍径が3cm以下
文献2，p.68より転載．ただし，＊5は文献2を参考に筆者加筆

放：転移の高リスク因子（門脈腫瘍栓，AFP>200 ng/mL，PIVKA-Ⅱ≧300 mAU/Ml，血小板数≦$1.3 \times 10^5/\mu L$，65歳未満）がある症例を対象に，CT（胸部〜骨盤），FDG-PET/CT，骨シンチを行うことが推奨されています[1]．また，神経学的異常や肺転移を認める症例では脳転移検索目的にCT・MRIを考慮してもよいとされています[1]．

若：なるほど．イメージがつかめた感じがします．治療アルゴリズムを意識して読影する際には，**門脈腫瘍栓の有無，サイズ，数が重要**になるわけですね．

放：その通りです．門脈腫瘍栓に関しては，その浸潤程度（Vp）まで記載するようにしたいですね．このとき，Vp2〜Vp4の判定は画像的に可能ですが，Vp1の診断は難しいことも知っておきましょう．

表1　Child-Pugh（チャイルド・ピュー）分類

	1点	2点	3点
脳症	ない	軽度（Ⅰ，Ⅱ）	時々昏睡（Ⅲ～）
腹水	ない	少量（1～3L）	中等量（3L～）
血清ビリルビン値（mg/dL）	2.0未満	2.0～3.0	3.0超
血清アルブミン値（g/dL）	3.5超	2.8～3.5	2.8未満
プロトロンビン活性値（％）	70超	40～70	40未満

各ポイントを合計して，その合計点で判定する．
・GradeA（軽度）　　：5～6点　代償性
・GradeB（中等度）：7～9点　代償性から非代償性への過渡期
・GradeC（高度）　　：10～15点　非代償性

第4章 肝・胆道の画像診断：肝細胞癌から良性の肝腫瘍まで

3 肝細胞癌との鑑別が必要な肝腫瘍
～これだけは知っておこう！～

 放射線科医：本項では遭遇頻度の高い肝腫瘍を解説していきます．まずは早期濃染を呈する肝腫瘍から見ていきましょう．

症例1 50歳代男性．腹部超音波検査にて偶発的に肝腫瘤を発見され，精査目的に肝臓ダイナミックCTが撮影された．

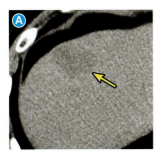
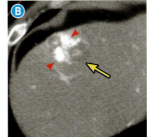
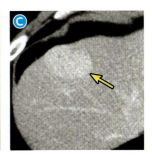

図1 肝臓ダイナミックCT
Ⓐ単純，Ⓑ動脈相，Ⓒ平衡相

 若手専攻医：肝S8に4cm大の腫瘤性病変（図1Ⓐ～Ⓒ：⇨）を認めます．単純CTでは肝実質よりも軽度低吸収を呈し，動脈相では辺縁部に結節状の早期濃染（図1Ⓑ：▶）が認められ，平衡相では全体が均一に造影されています．血管腫を疑います．

 放射線科医：その通りですね．**辺縁部の結節状濃染が経時的に内部に広がるのは血管腫に特徴的な所見**といえますね．早期濃染があるからといって，肝細胞癌と間違わないようにしましょう．

肝血管腫（hepatic hemangioma）[11, 12]

【概念】
- 大小の血管腔の腫瘍性増殖が限局性肝腫瘤を形成したもの
- 最も頻度の高い肝良性腫瘍
- 健常者の偶発発見が多く，破裂や悪性転化の頻度はきわめて低い

【画像所見】
- 動脈相〜門脈相で辺縁部が**結節状に濃染**し，造影効果は徐々に中心部に向かって広がり（fill-in），後期相でも造影効果は遷延する
- T2強調画像にて強い高信号を呈する
- 周囲にAPシャントを伴うものや，造影早期相から全体が強く染まるものがある[13]

症例2 40歳代女性．腹部超音波検査にて偶発的に肝腫瘤を指摘され，精査目的に肝臓ダイナミックCT，腹部MRIが撮影された．

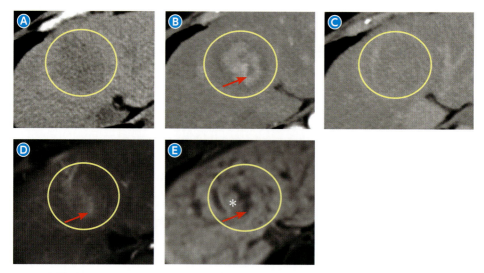

図2 肝臓ダイナミックCT（Ⓐ〜Ⓒ），腹部MRI（Ⓓ，Ⓔ）
Ⓐ単純，Ⓑ動脈相，Ⓒ平衡相，ⒹT2強調画像，ⒺEOB-MRI（肝細胞相）

若：肝S4に35mm大の腫瘤性病変（図2Ⓐ〜Ⓔ：○）を認めます．単純CTでは肝実質より軽度低吸収を呈し，動脈相にて早期濃染を認め，平衡相では肝実質と等吸収になっています．T2強調画像では肝実質と等〜高信号を呈し，肝細胞相では周囲肝実質と等信号に描出されています（図2Ⓔ：＊）．**肝細胞相で周囲肝実質と等信号を呈している**ことから，限局性結節性過形成（focal nodular hyperplasia：FNH）を疑います．

放：その通りですね．付け加えると，本症例では中心瘢痕（図2Ⓑ，Ⓓ，Ⓔ：➡）と考えられる動脈相で造影不良，T2強調画像で高信号，肝細胞相で低信号を呈する領域も認められますので，高い確信度でFNHと診断できますね．

限局性結節性過形成（focal nodular hyperplasia：FNH）[14, 15]

【概念】
・正常肝に発生する多血性腫瘍で，局所的な血流増加に対する反応性病変と言われている
・肝臓の良性腫瘍では血管腫に次いで多い
・**中心瘢痕**を伴うことがある

【画像所見】
・単純CTでは周囲肝実質と等〜低吸収を呈する．辺縁は分葉状で，被膜は認めない
・動脈相で早期濃染，門脈相〜平衡相で周囲肝実質と等吸収を呈する（中心瘢痕は早期相では低吸収，後期相以降で造影効果を認める）
・**EOB-MRI肝細胞相で周囲肝実質と等〜高信号**（中心瘢痕は低信号）を呈する

放：早期濃染を呈する肝腫瘍は血管腫やFNH以外にもいろいろありますが，まずはこの2つを覚えましょう．さて，次は悪性腫瘍を見ていきますよ．

症例3 50歳代男性．腹部超音波検査にて偶発的に肝腫瘤を発見され，精査目的に肝臓ダイナミックCTが撮影された．

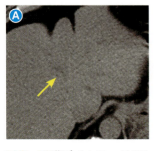
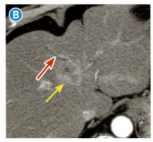
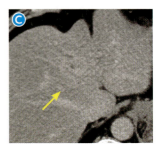

図3 肝臓ダイナミックCT
Ⓐ単純，Ⓑ動脈相，Ⓒ平衡相

若：肝S4に3cm大の不整形な腫瘤性病変を認めます（図3Ⓐ〜Ⓒ：⇨）．単純CTでは肝実質と等〜低吸収を呈し，動脈相では**リング状濃染**がみられ（図3Ⓑ），平衡相では中心部に遅延性に造影効果（図3Ⓒ）がみられます．肝転移でしょうか．

放：リング状濃染という点からは肝転移も鑑別にはなるかと思いますが，悪性腫瘍の既往がなく，末梢肝内胆管拡張（図3Ⓑ：➡）が認められる点からは肝転移よりも肝内胆管細胞癌が疑わしいですね．

消化器病専門医：ご名答です．本症例では手術が施行され，肝内胆管細胞癌と診断されました．

肝内胆管細胞癌（intrahepatic cholangiocarcinoma：ICC）[16]
【概念】
・原発性肝癌の3.6％を占め，肝細胞癌に次いで2番目に多い
・肉眼分類では，腫瘤形成型，脈管浸潤型，胆管内発育型に分類される．境界不明瞭な腫瘤形成型の頻度が高い

【画像所見】
・単純CTでは境界不明瞭な低吸収を呈し，肝表に凹凸（癌臍）を伴うことがある
・造影では辺縁の**リング状濃染**と遅延相での濃染が特徴的だが，全体的に早期

濃染を示すパターンもある
- 末梢肝内胆管拡張を伴いやすい（肝転移では比較的稀なため，両者の鑑別点となりうる）

症例 4　60歳代男性．直腸癌の術前精査目的に肝臓ダイナミックCTが撮影された．

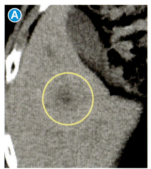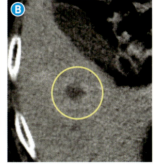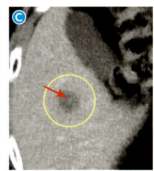

図4　肝臓ダイナミックCT
Ⓐ CT，Ⓑ 動脈相，Ⓒ 平衡相

若：肝S6に2cm大の結節（図4Ⓐ〜Ⓒ：◯）を認めます．単純CTでは軽度低吸収を呈し，動脈相では辺縁部にリング状に造影効果が認められ，後期相では全体に肝実質よりも低吸収を呈しています．中心部には遅延性に造影される領域（図4Ⓒ：➡）も認められます．直腸癌の既往もありますし，肝転移を第一に疑います．

放：その通りですね．腺癌の肝転移は"辺縁部のviableな腫瘍細胞"と"内部の線維化壊死"で構成されることが多く，画像的にはそれぞれ"リング状早期濃染"，"内部の低吸収（＋遅延性造影）"として描出されます．**肝転移の画像所見は肝内胆管細胞癌と類似する**ため，両者の鑑別にはしばしば苦慮することも知っておきましょう．

肝転移性肝腫瘍（metastatic liver tumor）[17, 18]
【概念】
- 原発性肝癌よりも高頻度に認められ，悪性肝腫瘍のなかでは最多である
- 消化器癌（腺癌）からの血行性転移が多い

- 通常は乏血性だが，腎癌・神経内分泌性腫瘍・乳癌等からの転移は多血性を呈する

【画像所見】
- 動脈相で**リング状**に**濃染**し，後期相では肝実質よりも低吸収を呈する
- 腺癌（特に大腸癌）からの転移では石灰化を伴うことがある
- 肝表に凹凸（癌臍）を伴うことがある

若：肝転移と肝内胆管細胞癌は肝細胞癌以外の代表的な肝悪性腫瘍で，両者の画像所見は乏血性が多く，しばしば類似するということですね．

放：本章では血管腫，FNH，肝内胆管細胞癌，肝転移を勉強しましたね．肝細胞癌を含め，今回取り上げた肝腫瘍の画像所見を図5にまとめておきましたので，復習に役立ててください．

◆ 第4章の参考文献

1) 「画像診断ガイドライン 2016年版 第2版」（日本医学放射線学会／編），金原出版，2016
2) 「肝癌診療ガイドライン 2017年版 第4版」（日本肝臓学会／編），金原出版，2017
3) Narita M, et al：Expression of OATP1B3 determines uptake of Gd-EOB-DTPA in hepatocellular carcinoma. J Gastroenterol, 44：793-798, 2009
4) Doo KW, et al："Pseudo washout" sign in high-flow hepatic hemangioma on gadoxetic acid contrast-enhanced MRI mimicking hypervascular tumor. AJR Am J Roentgenol, 193：W490-W496, 2009
5) Asayama Y, et al：Arterial blood supply of hepatocellular carcinoma and histologic grading: radiologic-pathologic correlation. AJR Am J Roentgenol, 190：W28-W34, 2008
6) Kitao A, et al：The uptake transporter OATP8 expression decreases during multistep hepatocarcinogenesis: correlation with gadoxetic acid enhanced MR imaging. Eur Radiol, 21：2056-2066, 2011
7) Kadoya M, et al：Hepatocellular carcinoma: correlation of MR imaging and histopathologic findings. Radiology, 183：819-825, 1992
8) Enomoto S, et al：Assessment of hepatocellular carcinomas using conventional magnetic resonance imaging correlated with histological differentiation and a serum marker of poor prognosis. Hepatol Int, 5：730-737, 2011
9) Nishie A, et al：Diagnostic performance of apparent diffusion coefficient for predicting histological grade of hepatocellular carcinoma. Eur J Radiol, 80：e29-e33, 2011
10) 「臨床・病理 原発性肝癌取扱い規約 第6版」（日本肝癌研究会／編），金原出版，2015
11) Yamashita Y, et al：Cavernous hemangioma of the liver: pathologic correlation with dynamic CT findings. Radiology, 203：121-125, 1997
12) McNicholas MM, et al：T2 relaxation times of hypervascular and non-hypervascular liver lesions: do hypervascular lesions mimic haemangiomas on heavily T2-weighted MR images? Clin Radiol, 51：401-405, 1996
13) Kato H, et al：Atypically enhancing hepatic cavernous hemangiomas: high-spatial-resolution gadolinium-enhanced triphasic dynamic gradient-recalled-echo imaging findings. Eur Radiol, 11：2510-2515, 2001
14) Brancatelli G, et al：Focal nodular hyperplasia: CT findings with emphasis on multiphasic helical CT in 78 patients. Radiology, 219：61-68, 2001

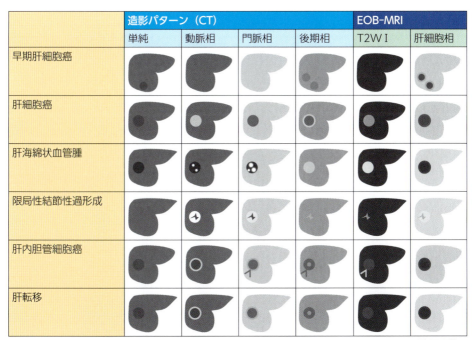

図5 代表的な肝腫瘍の造影・信号パターン

早期肝細胞癌：早期濃染を示さず，肝細胞相で低信号を呈する
肝細胞癌：早期濃染，washoutを呈する
肝海綿状血管腫：辺縁部に結節状早期濃染を示し，後期相にかけて造影効果が遷延する
限局性結節性過形成：肝細胞相にて肝実質と等～高信号を呈する．中心瘢痕を伴うことあり
肝内胆管細胞癌：リング状濃染と中心部の遷延性増強を呈する．肝内胆管拡張を伴いやすい
肝転移：（腺癌の乏血性転移では）リング状濃染と中心部の遷延性増強を呈する
文献19より改変して転載

15) Grazioli L, et al：Hepatocellular adenoma and focal nodular hyperplasia: value of gadoxetic acid-enhanced MR imaging in differential diagnosis. Radiology, 262：520-529, 2012
16) Chung YE, et al：Varying appearances of cholangiocarcinoma: radiologic-pathologic correlation. Radiographics, 29：683-700, 2009
17) Soyer P, et al：Detection of hypovascular hepatic metastases at triple-phase helical CT: sensitivity of phases and comparison with surgical and histopathologic findings. Radiology, 231：413-420, 2004
18) Yu JS & Rofsky NM：Hepatic metastases: perilesional enhancement on dynamic MRI. AJR Am J Roentgenol, 186：1051-1058, 2006
19) 上野彰久，Ⅲ．肝臓．「腹部のCT 第3版」（陣崎雅弘/編），メディカル・サイエンス・インターナショナル，2017 より改変

第5章
膵癌の画像診断
スクリーニングから
ステージング・鑑別診断まで

Summary

- 主膵管の途絶／拡張，膵実質の不自然な萎縮などを認めた場合は膵癌を疑う．これらの所見は単純CTでも検出できる（参照 第5章-1）
- 膵癌取扱い規約第7版から，膵癌のステージングは治療方針を重視したものに変更された．通常のステージングに加え，切除可能性分類を併せて行うことが推奨される（参照 第5章-2）
- 膵癌と類似した画像を呈する疾患に，自己免疫性膵炎，腫瘤形成性膵炎，groove膵炎などがあり，鑑別にしばしば苦慮する（参照 第5章-3）

第5章 膵癌の画像診断：スクリーニングからステージング・鑑別診断まで

1. 膵癌を見逃すな！
～単純CTでもここまで診断できる！～

LEVEL
★☆☆
癌を見逃さない

症例1 60歳代男性．前立腺癌術前のスクリーニング目的に単純CTが撮影された．

 放射線科医：全身のスクリーニング目的に撮影される単純CTは多いですが，意外な落とし穴が潜んでいたりするものです．この画像（図1）を見て何か気になりませんか？

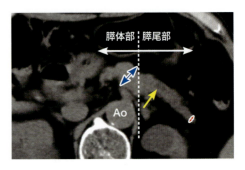

図1　単純CT

 若手専攻医：何でしょう．腎嚢胞くらいしか気になりませんが…．画像の中心に膵臓があるので膵臓を見てほしいということなのかな．あっ，膵体部に低吸収構造（図1：⇨）がありますね．膵の嚢胞性病変ということでしょうか．

 放：先生が指摘してくれた部位は膵体部ではなく膵尾部ですね．**膵癌取扱い規約第7版**[1]**から膵臓の体部・尾部の解剖学的区分が変更**になり，以前は膵頭部以外を2等分し膵体部と膵尾部に区分していましたが，第7版からは**膵体部と膵尾部の境界を腹部大動脈**（図1：Ao）**の左縁**（図1：┄┄）とすることになりました．ちなみに膵頭部と体部を分けるのが上腸間膜静脈の左縁である点は変わっていません．図2も参考にしてください．

 消化器病専門医：指摘してくれた膵尾部の低吸収構造は尾側方向に連続しているようですが，本当に嚢胞ですか？

 若：あっ！では嚢胞性病変ではなくて主膵管の拡張ではないでしょうか．

 放：その通りですね．加齢によって軽度の主膵管拡張がみられることはありますが，基本的には**主膵管径が3mmを超えたら拡張と判断**しましょう[2]．次に，膵体部と膵尾部でサイズが随分違うことには気づきましたか？

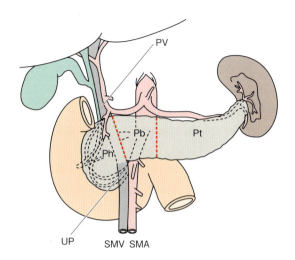

図2　膵頭部・体部・尾部の解剖学的区分

Ph：膵頭部（pancreatic head），Pb：膵体部（pancreatic body），Pt：膵尾部（pancreatic tail），PV：門脈（portal vein），SMA：上腸間膜動脈（superior mesenteric artery），SMV：上腸間膜静脈（superior mesenteric vein），UP：鉤状突起（uncinate process）．
文献1より転載

若：たしかに膵尾部径（図1：⬌，7mm）は膵体部径（図1：⬌，18mm）と比較して小さいですね．

放：膵頭部のほうが膵尾部よりも径がやや大きいのは正常なのですが，本症例では明らかに膵尾部が萎縮していますね．膵臓の正常径のCTでの目安は膵頭部で23mm，膵体部で20mm，膵尾部で15mmという報告[3]もありますので，参考にしてください．加えて，本症例では正常な膵臓でみられるような敷石状の構造（fatty lobulation）が失われ，全体的に均一にベタッとしていることもポイントになります．ただし，膵萎縮や性状変化は加齢によっても生じうるので，バランスを見て総合的に判断するというのが大事ですね．

若：まとめると，**本症例では膵尾部の萎縮や敷石状構造の消失があり，主膵管拡張および膵体部での途絶がある**ということですね．最終的な判定としては膵体部癌の疑いということになるでしょうか．

放：その通りですね．ここでは単純CTで膵癌を発見するときのポイントについて整理しておきましょう．膵癌精査以外の目的で撮影されたCTでも膵臓が撮像範囲に入っていることは多いので，これらの所見に注意して膵臓もしっかり見るように

しましょう．

> **重要！** **単純CTにおける膵癌発見のポイント**[1, 4, 5]
> - 主膵管の急激な途絶（duct cut-off sign）：膵癌の主膵管への浸潤により，主膵管の急激な途絶と上流側の主膵管拡張を生じる
> - 正常な膵実質像（fatty lobulation）の消失：正常な膵実質の性状は脂肪を含んだ敷石状の構造をしているが，膵癌そのものもしくは膵癌による主膵管閉塞に伴う膵炎により，正常な敷石状の性状が消失する
> - 膵実質の不自然な萎縮・不均等な形態：膵癌に伴う閉塞性膵炎などにより，膵炎急性期には膵実質は腫大するが，慢性期移行では膵実質が萎縮する

第5章 膵癌の画像診断：スクリーニングからステージング・鑑別診断まで

2 膵癌のステージングのポイント
～この症例って手術適応？～

症例1 60歳代男性．単純CTで膵癌が疑われたため，造影CTが撮影された．

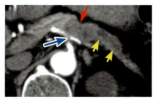
図1　造影CT
[膵実質相（40秒）]

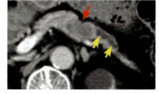
図2　造影CT
[門脈相（70秒）]

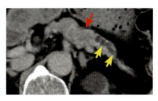
図3　造影CT
[平衡相（180秒）]

若手専攻医：造影CTでは一目瞭然ですね．膵体部に不整形な腫瘤性病変（図1～3：➡）があり，上流側の主膵管拡張（図1～3：⇨）を伴っています．膵癌と考えられます．

放射線科医：その通りですね．通常，**膵癌は乏血性で遅延性造影パターンを呈し，膵実質が良好に造影される早期相（膵実質相）において腫瘍は低吸収を呈する**ため，病変が検出しやすくなります．逆に平衡相だけの撮影だと，膵実質との等濃度となり見逃してしまう可能性もあるので，膵癌の診断ではダイナミック造影CTが必要ですね．**ダイナミック造影CTは早期動脈相（25秒），膵実質相（40秒），門脈相（70秒），平衡相（180秒）を撮影**することが推奨されており[1]，動脈相では動脈浸潤や血管の破格（正常変異），膵実質相では膵癌の局所進展，門脈相では門脈浸潤，平衡相では胸部〜骨盤のリンパ節転移や遠隔転移を評価することで，膵癌の診断を網羅的にできるというわけです．また，動脈相や膵実質相，門脈相は**2.5mm以下の薄いスライスで読影**することも重要です．

若：なるほど．膵癌を正確に診断するには撮像プロトコールが肝心なのですね．

消化器病専門医：膵癌と診断できましたね．では，この患者さんには手術適応があるのでしょうか．手術に至らなかった膵癌症例の予後は非常に厳しいことが知られていますし[6]，手術適応の有無は最も重要な情報です．

放：この点が膵癌取扱い規約第7版から大きく変わったところで，**今までの病期分類が予後に基づいた分類だったのに対し，第7版からは治療方針を重視したステージング**となっています．また，米国のNCCNガイドラインとの整合性もとれるようになりました．第7版の病期分類ではCTの重要性を特に強調しているので，放射線科医の果たす役割は大きいと言えます．表1～3がその分類になります．

若：どの辺が治療方針と関連しているのですか．

放：この病期分類では，**Stage Ⅱまでは基本的に手術適応で，Stage Ⅲ以上は血管浸潤の程度によって手術適応か判定する**ようにわかれています．

若：ステージングと治療方針が結びつくのはわかりやすくてよいですね．本例（症例1）はどのステージに分類されるのでしょうか．

放：本症例では腫瘍前面と後面と脂肪識の間に正常な膵実質の介在が認められないので，膵前方組織浸潤（S）および後方組織浸潤（RP）は陽性と判断できますね．さらに，腫瘍は膵背側を走行する脾動脈は腫瘍と接する部分で口径不整（図1：→）になっているため，脾動脈浸潤（Asp）が示唆されます．膵外への浸潤があるので，T3以上になりますが，不幸中の幸いなのは，T4相当の所見である腹腔動脈（CA）や上腸間膜動脈（SMA）への浸潤は無く，T3でとどまっていたところですね．門脈系への浸潤はなく，リンパ節転移や遠隔転移も無かったので，T3N0M0でstage ⅡAと診断できますね．また，T分類では局所進展度因子を記載することが望ましいとされますので，本症例であればCH0, DU0, S1, RP1, PV0, A1（Asp）, PL0, OO0という記載を追加することになります．

若：本症例は手術適応ありということですね．よかった！ところで，この病期分類を見るとT4だとstage Ⅲとなり病期が一段上がるということで，T4かどうかの判定がカギとなるように思われるのですが．

放：なかなかするどいですね．では，次の症例を見てみましょう．

第5章-2 膵癌のステージング

表1　進行度分類[1]

stage0	Tis	N0	M0
stage ⅠA	T1（T1a，T1b，T1c）	N0	M0
stage ⅠB	T2	N0	M0
stage ⅡA	T3	N0	M0
stage ⅡB	T1（T1a，T1b，T1c），T2，T3	N1（N1a，N1b）	M0
stage Ⅲ	T4	Any N	M0
stage Ⅳ	Any T	Any N	M1

文献1より転載

表2　膵癌の病期分類[1]

T分類
主病巣の膵局所進展度はT分類で記載するが，さらに詳細には，局所進展度因子を記載する．CH，DU，S，RP，PV，A，PL，OOの記号で記載できる． TX：膵局所進展度が評価できないもの T0：原発腫瘍を認めない Tis：非浸潤癌 T1：腫瘍が膵臓に限局しており，最大径が20mm以下である 　　　T1a 最大径が5mm以下の腫瘍 　　　T1b 最大径が5mmを超えるが10mm以下の腫瘍 　　　T1c 最大径が10mmを超えるが20mm以下の腫瘍 T2：腫瘍が膵臓に限局しており，最大径が20mmを超えている T3：腫瘍の浸潤が膵臓を超えて進展するが，腹腔動脈（CA）もしくは上腸間膜動脈（SMA）に及ばないもの T4：腫瘍の浸潤が腹腔動脈（CA）もしくは上腸間膜動脈（SMA）に及ぶもの
N分類（リンパ節転移の程度）
NX：領域リンパ節転移の有無が不明である N0：領域リンパ節に転移を認めない N1：領域リンパ節に転移を認める 　　　N1a 領域リンパ節に1～3個の転移を認める 　　　N1b 領域リンパ節に4個以上の転移を認める
M分類（遠隔転移の記載）
M0：遠隔転移を認めない M1：遠隔転移を認める

文献1より転載

表3 局所進展度因子[1, 7]

- 胆管浸潤（CH）：胆管閉塞や膵癌と胆管との境界が不明瞭な場合を陽性と判定
- 十二指腸浸潤（DU）：膵腫瘤が十二指腸に接し狭窄や変形をきたしている場合や十二指腸内腔に突出している場合に陽性と判定
- 膵前方組織浸潤（S）：腫瘤腹側の膵実質の消失，分葉構造の消失，腹側脂肪識の索状濃度上昇などを認めた場合に陽性と判定
- 膵後方組織浸潤（RP）：腫瘤背側での辺縁を超えた突出，介在する膵実質の消失・乱れ，脂肪識の正常変化があった場合に陽性と判定
- 門脈浸潤（PV）：門脈系とは門脈（PVp），上腸間膜静脈（PVsm），脾静脈（PVsp）を指す
- 動脈浸潤（A）：動脈系とは総肝動脈（Ach），上腸間膜動脈（Asm），脾動脈（Asp），腹腔動脈（Ace）を指す
- 膵外神経叢浸潤（PL）
- 他臓器浸潤（OO）：他臓器とは下大静脈，腎，腎静脈，副腎，胃，大腸，脾臓を指す

著者注：記載法：0→なし，1→あり，X→判定不能
文献1，7より作成

症例2 50歳代女性．膵癌の精査目的にダイナミック造影CTが撮影された．

放：所見はどうかな？

若：膵体尾部に腫瘤性病変（膵癌）があり，脾動脈・腹腔動脈・総肝動脈をとり囲むように進展しています（図4：○）．これらの動脈では口径不整が目立ち，浸潤が疑われます．

放：その通りですね．腹腔動脈や上腸間膜動脈に腫瘍が接しているだけで画像的には浸潤（T4）に分類されますが[1]，この症例のように血管に不整狭窄（encasement）や閉塞が認められれば，切除不能（UR）と判断されます．

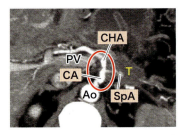

図4 造影CT [膵実質相（Partial MIP）]

Ao：腹部大動脈（aorta），CA：腹腔動脈（celiac artery），CHA：総肝動脈（common hepatic artery），SpA：脾動脈（splenic artery），PV：門脈（portal vein），T：腫瘍（tumor）

若：つまり，T4のなかでも，切除不能とそれ以外が存在するわけですね．

放：第7版から**切除可能性分類**（resectability classification）という概念が導入されており，**標準的手術により癌遺残のない切除が可能かどうかという視点か**

表4 膵癌：切除可能性分類[1]

	動脈系	門脈系
切除可能 (resetable：R)	・SMA，CA，CHAと腫瘍との間に明瞭な脂肪識を認め，接触・浸潤を認めないもの	・SMA/PVに腫瘍の接触を認めないもの ・SMVとPVに腫瘍の接触・浸潤を認めるが，その範囲が血管の180度未満で閉塞を認めないもの
切除可能境界 (borderline resectable：BR)	BR-A（動脈系への浸潤あり） ・SMAあるいはCAに腫瘍との180度未満の接触・浸潤があるが，狭窄・変形は認めないもの ・CHAに腫瘍の接触・浸潤をみとめるが，固有肝動脈やCAへの接触・浸潤を認めないもの	BR-PV（門脈系への浸潤のみ） ・SMV/PVに180度以上の接触・浸潤あるいは閉塞を認めるが，その範囲が十二指腸下縁を超えないもの ●門脈・動脈系ともに接触・浸潤がある場合はBR-Aとして扱う
切除不能 (unresectable：UR)	UR-LA（局所進行） ・SMAあるいはCAに腫瘍との180度以上の接触・浸潤を認めるもの ・CHAに腫瘍の接触・浸潤を認め，かつ固有肝動脈およびCAに接触・浸潤が及ぶもの ・大動脈に腫瘍の接触・浸潤を認めるもの	UR-LA（局所進行） ・SMV/PVに腫瘍との180度以上の接触・浸潤あるいは閉塞を認め，その範囲が十二指腸下縁を超えるもの* *十二指腸下縁を超えると再建が困難になるため
	UR-M（遠隔転移あり） M1（領域リンパ節以外の転移を有する場合も含む）症例	

CA：腹腔動脈（celiac artery），CHA：common hepatic artery（総肝動脈），SMA（上腸間膜動脈：superiormesentericartery），SMV：上腸間膜静脈（superiormesentericvein），PV：門脈（portal vein）．文献1より作成

ら，切除可能（R：resectable），切除可能境界（BR：borderline resectable），切除不能（UR：unresectable）に分類されます[1]．この基準は米国NCCNガイドラインに採用された切除基準[8, 9]にも基本的には一致します．重要なので整理しておきましょう．動脈系と門脈系に分けているのも特徴的ですよ（表4）．

専：門脈系と動脈系にわかれてはいるものの，動脈系が特に重要な規定因子になっているのがわかりますね．大雑把に言えば，**門脈系は浸潤が十二指腸下縁を超えない限りは許容できるが，動脈系ではCAやSMAに180度を超えるような接触や変形・狭窄があった時点で手術適応から外れる**ということになりますね．

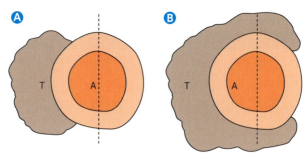

図5 腫瘍（T）と血管（A）の接触模式図
Ⓐ 180度未満．Ⓑ 180度以上．文献9より引用

若：なるほど．では症例2は腫瘍の浸潤により腹腔動脈が狭窄・変形していたので，切除不能（UR）に相当するわけですね．

放：その通りですね．症例2での血管浸潤の判定は難しくないですが，もし悩むような症例に遭遇した場合は，対象血管に垂直な断面を切り出したうえで180度以上接しているかの判定をするようにしましょう（図5）．ここで門脈系浸潤の症例も提示しておきますね．

症例3 70歳代男性．膵癌の評価目的に造影CTが撮影された．

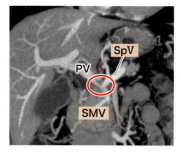

図6 造影CT［冠状断像，門脈相（partial MIP）］
SMV：上腸間膜静脈（superior mesenteric vein），SpV：脾静脈（splenic vein），PV：門脈（portal vein）

放：所見はどうかな？

若：腫瘍浸潤によりSMV/PVの狭窄を認めます（図6：〇）．本症例では動脈系への浸潤は認められなかったため，T分類はT3（膵実質外への進展があるがCA・

SMAへの浸潤なし），切除可能分類は切除可能境界（BR-PV）に相当します．

放：その通りです．一歩進んだ読影ができていますね．

若：膵癌のCT読影に自信がつきました．あともう一つ，よく聞く用語ではあるもののイメージがつかみづらい概念として膵外神経叢への浸潤があります．こちらについても教えていただけないでしょうか．

放：膵外神経叢は図7のように広がっているとされ[10]，古典的には7つの神経叢（PLphⅠ：膵頭神経叢第Ⅰ部，PLphⅡ：膵頭神経叢第Ⅱ部，PLsma：上腸間膜動脈神経叢，PLcha：総肝動脈神経叢，PLhdl：肝十二指腸間膜内神経叢，PLspa：脾動脈神経叢，PLce：腹腔神経叢）に分類されます．**膵頭部周囲に存在する膵頭神経叢第Ⅰ部および第Ⅱ部は予後や再発に関わる特に重要な神経叢で，第Ⅰ部は膵頭後面〜腹腔神経叢，第Ⅱ部は鉤状突起〜上腸間膜動脈神経叢に分布しています．**このような神経叢分布のため，膵頭部癌は早期から膵外神経叢浸潤をきたしやすく，腹腔動脈や上腸間膜動脈の神経叢に沿って浸潤が拡大する傾向にあります．

専：具体的には，どういった画像所見を認めた場合に膵外神経叢浸潤を考えるのでしょうか．

放：CT上，**膵頭部の腫瘍から連続するように腹腔動脈や上腸間膜動脈の近位部に向かう棍棒状や索状の軟部陰影を認めた場合，神経叢浸潤を疑います**[11]．また，膵頭神経叢第Ⅱ部はPIPDA（後下膵十二指腸動脈：posterior inferior pancreaticoduodenal artery）〜IPDA（下膵十二指腸動脈：inferior pancreatico-

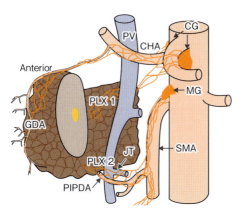

図7　膵外神経叢の模式図

CG：celiac ganglia（腹腔神経節），CHA：common hepatic artery（総肝動脈），GDA：gastroduodenal artery（胃十二指腸動脈），JT：jejunal venous trunk（上腸間膜静脈空腸枝），MG：mesenteric ganglion（腸管膜神経節），PIPDA：posterior inferior pancreaticoduodenal artery（後下膵十二指腸動脈），PLX：plexus pancreaticus（膵頭神経叢），PV：portal vein（門脈），SMA：superior mesenteric artery（上腸間膜動脈）．文献10より引用

duodenal artery）に沿って走行しているため，PIPDA/IPDAの狭小化や閉塞は同神経叢への浸潤を示唆します[10]．膵外神経叢浸潤が進行すると腹腔動脈周囲や上腸間膜動脈を取り囲むような軟部陰影が認められるようになり，あたかも動脈が太く拡張したかのようにみえるため，"thick vessel sign"とも呼ばれます．次の症例をみてください．

症例4 60歳代男性．膵頭部癌の精査目的に造影CTが撮影された．

若：上腸間膜動脈周囲を取り囲む軟部陰影（図8：○）を認め，いわゆるthick vessel signを呈しています．したがって，膵外神経叢浸潤あり〔PL1（PLsma）〕と判定できるわけですね．

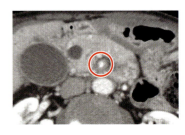
図8 造影CT（門脈相）

放：その通りです．これで膵外神経叢浸潤も評価できますね．

若：うーん，膵癌のステージングは評価項目が多いですね．

放：膵癌の読影はやや骨が折れますが，画像診断が重要な役割を果たしているという裏返しでもあります．手術適応という繊細な問題に携わるわけですから，適正に撮影された画像を用いて，正確に診断できるようにしたいですね．

第5章 膵癌の画像診断：スクリーニングからステージング・鑑別診断まで

3 膵癌と間違えやすい非腫瘍性病変
〜鑑別のポイント〜

LEVEL ★★★
良性/悪性の鑑別

放射線科医：最後は膵癌と間違えやすい非腫瘍性病変について勉強しましょう．いずれも鑑別が困難なことも多いですが，鑑別点を知っておくことが肝心ですね．

症例1 80歳代男性．腹部超音波検査で指摘された膵頭部腫大の精査目的に造影CTが撮影された．

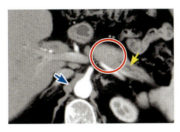
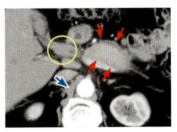

図1　造影CT（膵実質相）

図2　造影CT（膵実質相）
図1より5mm尾側のスライス

放射線科医：所見はどうかな？

若手専攻医：膵体部が腫瘤状に腫大し（図1：○），同部では正常な膵実質でみられる敷石状の構造が消失しています．また，膵尾部では主膵管拡張（図1：⇨）がみられ，主膵管は膵体部腫瘤により途絶してみえます．一見すると膵癌のように思われるのですが…．

放：膵癌よりも腫瘤の境界は明瞭で，腫大した膵体部の辺縁にcapsule-like rimと呼ばれる被膜状の造影不良域（図2：➡）がみられます．自己免疫性膵炎に特徴的な所見ですね．自己免疫膵炎はIgG4関連疾患の膵病変として認められることが多いのですが，本症例でも上流胆管の拡張を伴わない総胆管の限局性壁肥厚像（図2：○）や後腹膜の軟部構造（図1，2：➡）が認められ，それぞれIgG4関連疾患に合併した**硬化性胆管炎，後腹膜線維症**の所見です．実際，本症例でIgG4は

312（正常：4〜108）mg/dLと上昇しており，ステロイドによりこれらの所見は改善しました．ここでは自己免疫性膵炎についてまとめておきましょう．

> **自己免疫性膵炎（AIP：autoimmune pancreatitis）** [12, 13]
>
> 【概念】
> - しばしば閉塞性黄疸で発症し，ときに膵腫瘤を形成する特有の膵炎であり，リンパ球と形質細胞の高度な浸潤と線維化を組織学的特徴とし，ステロイドに劇的に反応することを治療上の特徴とする
> - 1型自己免疫性膵炎と2型自己免疫性膵炎の2亜型に分類される．わが国で発症するタイプは主として1型であり，単なる「自己免疫性膵炎」とは1型を意味する
> - 1型は著明なリンパ球・形質細胞浸潤，IgG4陽性形質細胞の浸潤，花筵状線維化（storiform fibrosis），閉塞性静脈炎を特徴とするlymphoplasmacytic sclerosing pancreatitis（LPSP）と同義である
> - 高齢男性に多い．IgG4高値を示すのが特徴的で，IgG4関連疾患の膵病変として扱われる
>
> 【画像所見】
> - 膵臓がびまん性もしくは限局性に腫大する（膵臓表面の凹凸が消失し，**sausage-like appearance**と呼ばれる）
> - 造影効果は比較的均一で，遅延性造影パターンを呈する
> - 主膵管のびまん性もしくは限局性の不整狭窄を呈する
> - 腫大した膵臓を被膜状にとり囲む低吸収域（**capsule-like rim**もしくは**halo-sign**と呼ばれる）が特徴的
> - IgG4関連疾患の膵病変として認められ，膵臓以外の臓器のIgG4関連疾患（硬化性胆管炎，硬化性涙腺炎・唾液腺炎，後腹膜線維症など）を伴うことが多い

放：それでは，次の症例にいきましょう．

第5章-3 非腫瘍性病変

症例2 60歳代男性．肝機能障害と胆道系酵素上昇の精査目的に造影CTが撮影された．

放：所見はどうかな？

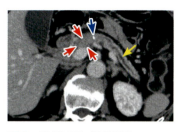

図3 造影CT（門脈相）

若：膵体尾部の膵実質の萎縮と主膵管拡張（図3：⇨）がみられます．膵頭部は膵体尾部に比して軽度腫大しており，腫瘤状にも見えます（図3：➡）．これは膵癌にしかみえませんが…．

消化器病専門医：あぁ，この症例ならよく覚えています．われわれも膵癌を疑ってEUS-FNA（超音波内視鏡下穿刺生検）をくり返したのですが，悪性細胞は出ず，腫瘍マーカー上昇も無かったので，厳重に経過観察をしていたら膵頭部の腫瘤状構造は縮小し，最終的に慢性膵炎に合併した腫瘤形成性膵炎と診断した症例です．

若：えぇ！これは無理ですよ！

放：ごめんごめん．**腫瘤形成性膵炎の診断は非常に難しい**ということを知ってほしかったのです．本症例における主膵管拡張は慢性膵炎によるものと考えられますね．本症例では膵頭部に石灰化（図3：➡）が認められますが，石灰化は膵癌よりも腫瘤形成性膵炎でよくみられる所見です．当然ながら膵癌を否定できないので精査は必要になりますが，腫瘤形成性膵炎という病態があることを把握しておくことは重要ですね．

腫瘤形成性膵炎（mass-forming pancreatitis） [14, 15]

【概念】
- アルコール性慢性膵炎を背景として形態状腫瘤を形成する膵炎
- 50〜60歳代の男性に多く，膵頭部に好発する
- アルコール多飲による急性膵炎として発見されることが多い

【画像所見】
- 膵石や仮性囊胞を伴う頻度が高い
- 主膵管は閉塞・狭小化・正常・拡張などさまざまな形態をとりうる
- 腫瘤内部を主膵管が走行する像（duct-penetrating sign）が比較的特徴的とされる

放：次が最後の症例になります．がんばりましょう．

症例3 30歳代女性．急性腹症の精査目的に造影CTが撮影された．

放：所見はどうかな？

若：膵頭部（Ph）は軽度腫大し，膵頭部と十二指腸（DU）の間のスペースに造影効果に乏しい低吸収像がみられます（図4：➡）．膵頭部（Ph）は軽度腫大しており，総胆管（CBD）壁の造影増強がみられます．この症例に関しては膵癌というよりも，病歴からも膵炎が疑わしいように思いますが…，こういった膵炎は見たことがないです．

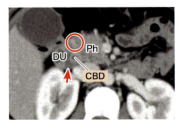

図4 造影CT（門脈相）
Ph：膵頭部（pancreatic head），DU：十二指腸（duodenum），CBD：総胆管（common bile duct）

放：そこまで読めていればほぼ正解としてもよいでしょう．これはgroove膵炎で，**膵頭部，十二指腸下行脚，総胆管に挟まれた帯状の領域であるgroove領域**（図5）に生じた膵炎です．部位が特徴的なので覚えておきましょう．また，本症例ではgroove領域の低吸収像辺縁部に斑状の造影増強域が認められ（図4：◯），これはgroove膵炎に特徴的な所見とされています[16]．

Groove 膵炎（groove pancreatitis）[16, 17]

【概念】
- Groove領域に生じる限局性の膵炎
- 中年の大酒家の男性に多い
- 悪心，嘔吐，上腹部痛，体重減少などの臨床症状を呈する．黄疸を呈することは少なく，膵酵素上昇を伴うことが多い

【画像所見】
- Groove領域の乏血性低吸収腫瘤として認められる
- 胆管や主膵管はなだらかな狭窄像を呈する
- 十二指腸壁は浮腫性に肥厚する．**十二指腸壁内に囊胞性病変（cystic duodenal dystrophy）を認める**ことがあり，groove膵炎に特徴的とされる

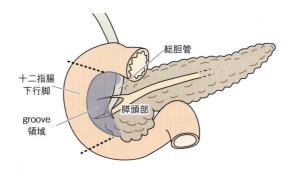

図5 Groove領域の模式図
文献17より引用

・**門脈相での低吸収域内部に斑状の造影増強効果を認める**ことがあり,膵癌との鑑別に有効

 専：今回は単純CTでの膵癌の拾い上げ,膵癌のステージング,膵癌と間違えやすい非腫瘍性病変と段階的に多くの症例を見ることができたいへん勉強になりました.

 放：日常的には膵癌の診療にかかわらない先生でも,偶発的にCTに膵癌が写っていることがありますので,まずは第5章-1を読んで見落とし防止につなげていただければと思います.そのうえで,膵癌のステージングや,膵癌と紛らわしい疾患を鑑別する必要が生じたときには第5章-2,3を読んでください.くり返しになりますが,膵癌の診断において画像診断の果たす役割は非常に大きいため,これらの知識を整理して明日からの臨床に活かしていただければ幸いです.

◆ 第5章の参考文献

1)「膵癌取扱い規約 第7版」(日本膵臓学会/編),金原出版,2016
2) Ahn SS, et al：Indicative findings of pancreatic cancer in prediagnostic CT. Eur Radiol, 19：2448-2455, 2009
3) Zylak C & Pallie W：Correlative anatomy and computed tomography:a module on the pancreas and posterior abdominal wall. Radiographics, 1:61-83, 1981
4) Gangi S, et al：Time interval between abnormalities seen on CT and the clinical diagnosis of pancreatic cancer: retrospective review of CT scans obtained before diagnosis. AJR Am J Roentgenol, 182：897-903, 2004
5) Bronstein YL, et al：Detection of small pancreatic tumors with multiphasic helical CT. AJR Am J Roentgenol, 182：619-623, 2004
6) Wagner M, et al：Curative resection is the single most important factor determining outcome in patients with pancreatic adenocarcinoma. Br J Surg, 91：586-594, 2004

7）髙橋護，竹原康雄：膵．「特集 癌取扱い規約からみた悪性腫瘍の病期診断と画像診断2013年版」，臨床放射線, 58: 1537-1550, 2013
8）Tempero MA, Malafa MP, Al-Hawary M, et al. Pancreatic Adenocarcinoma, Version 2.2017, NCCN Clinical Practice Guidelines in Oncology. J Natl Compr Canc Netw, 15:1028-1061, 2017
9）Al-Hawary MM, et al：Pancreatic ductal adenocarcinoma radiology reporting template: consensus statement of the Society of Abdominal Radiology and the American Pancreatic Association. Radiology, 270：248-260, 2014
10）Chang ST, et al：Preoperative Multidetector CT Diagnosis of Extrapancreatic Perineural or Duodenal Invasion Is Associated with Reduced Postoperative Survival after Pancreaticoduodenectomy for Pancreatic Adenocarcinoma: Preliminary Experience and Implications for Patient Care. Radiology, 281：816-825, 2016
11）Mochizuki K, et al：MDCT findings of extrapancreatic nerve plexus invasion by pancreas head carcinoma: correlation with en bloc pathological specimens and diagnostic accuracy. Eur Radiol, 20：1757-1767, 2010
12）厚生労働省難治性膵疾患調査研究班・日本膵臓学会：自己免疫性膵炎ガイドライン2013．膵臓, 28：718-783, 2013
13）Sahani DV, et al：Autoimmune pancreatitis: disease evolution, staging, response assessment, and CT features that predict response to corticosteroid therapy. Radiology, 250：118-129, 2009
14）Ichikawa T, et al：Duct-penetrating sign at MRCP: usefulness for differentiating inflammatory pancreatic mass from pancreatic carcinomas. Radiology, 221：107-116, 2001
15）Wakabayashi T, et al：Clinical and imaging features of autoimmune pancreatitis with focal pancreatic swelling or mass formation: comparison with so-called tumor-forming pancreatitis and pancreatic carcinoma. Am J Gastroenterol, 98：2679-2687, 2003
16）Ishigami K, et al：Differential diagnosis of groove pancreatic carcinomas vs. groove pancreatitis: usefulness of the portal venous phase. Eur J Radiol, 74：e95-e100, 2010
17）Blasbalg R, et al：MRI features of groove pancreatitis. AJR Am J Roentgenol, 189：73-80, 2007

第6章

泌尿器科領域
(腎臓・副腎・前立腺)の悪性腫瘍

副腎結節をみたら?

Summary

- 副腎偶発腫は単純CTで10HU以下であれば,腺腫が疑われる（参照 第6章-1）
- 副腎偶発腫は単純CTで10HU以上であれば,化学シフトMRIもしくはダイナミック造影CTで二次精査（参照 第6章-1）
- 前立腺癌はT2強調画像［低信号］＋拡散強調画像［拡散制限］（＋ダイナミック造影［早期濃染］）を組み合わせて診断する．辺縁域では拡散強調画像,移行域ではT2強調画像を重要視（参照 第6章-2）
- 前立腺癌は前立腺被膜を超えなければ基本的に手術適応（参照 第6章-2）
- 嚢胞性の腎腫瘍では,内部に造影増強構造があれば悪性を疑う．Bosniak分類が有効（参照 第6章-3）
- 充実性の腎腫瘍では,強い早期濃染があれば悪性（淡明細胞型腎細胞癌）を疑う（参照 第6章-3）

第6章 泌尿器科領域（腎臓・副腎・前立腺）の悪性腫瘍：副腎結節をみたら？

1 偶発的に遭遇する副腎結節のマネジメント

LEVEL
★☆☆
癌を
見逃さない

症例1 40歳代男性．健診で撮影された胸部CTにて偶発的に副腎結節を指摘された．

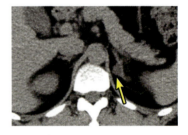

図1　単純CT

放射線科医：偶発発見の副腎腫瘤，いわゆる副腎偶発腫（incidentaloma）の鑑別について勉強していきましょう．所見はどうかな．

若手専攻医：左副腎内側脚に18mmの低吸収結節（図1：⇨）を認めます．辺縁整で内部は均一です．副腎腺腫は鑑別上位にあがります．いずれにしても，まずは内分泌活性を調べるのがよいのではないでしょうか．

泌尿器科専門医：臨床的にはその対応は正しいですね．副腎偶発腫の20％は内分泌活性腫瘍とされており[1]，コルチゾルやアルドステロン，カテコラミンなどを測定する必要があります．

放：画像的には機能性副腎腺腫のなかでも**アルドステロン産生腫瘍（原発性アルドステロン症）は，コルチゾル産生腫瘍（Cushing症候群）と比べ，腺腫のサイズが小さい傾向にあります**．本症例では内分泌学的異常は認められませんでした．では，画像的に副腎腺腫と転移などの悪性病変を鑑別するにはどうしたらよいでしょうか．

若：副腎腺腫は脂肪を含んでいると聞いたことがあります．脂肪を含んでいればCTの吸収値は低下するので，吸収値が手がかりになるのではないでしょうか．

放：するどい！副腎偶発腫の質的診断には，**CT値=10HUをカットオフ値として，それより低い場合を副腎腺腫とする判定法**がよく用いられます（感度71％，特異度98％）[2]．ここで副腎偶発腫の鑑別の流れについて整理しておきましょう（図2）．

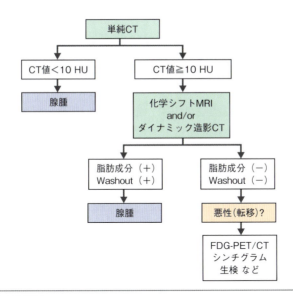

化学シフトMRI：
in-phaseに比べopposed-phaseで信号低下→脂肪成分（+）
ダイナミック造影CT：
（単純CTあり）絶対的washout rate ≧ 60% → washout（+）
（単純CTなし）相対的washout rate ≧ 40% → washout（+）
　＊相対的washout rate＝［1−（遅延相CT値）÷（早期相CT値）］×100
　＊絶対的washout rate＝［早期相CT値−遅延相CT値］÷［早期相CT値−単純CT値］×100
　＊早期相：60秒後，遅延相：15分後

図2　副腎偶発腫の診断フローチャート
文献3，4より作成

重要！ 副腎偶発腫の鑑別ポイント

- 最初に単純CTで脂肪成分を含む腫瘍かどうかを，CT値＝10HUをカットオフ値として判定する
- CT値が10HU以下であれば，化学シフトMRIを撮影し微量な脂肪が存在するか確認するか，もしくはダイナミック造影CTでwashoutがあるか確認する
- 微量な脂肪成分やダイナミック造影CTでのwashoutがなければ腺腫の可能性は下がり，悪性病変や褐色細胞腫も鑑別に入れてFDG-PET/CTやMIBGなどのシンチグラム検査，もしくは生検を考慮する

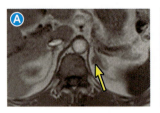 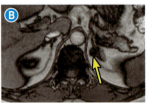

図3 化学シフトMRI
Ⓐ in-phase, Ⓑ opposed-phase

専：化学シフトMRIとはなんですか．

放：難しい説明は避けますが，ここでは簡単に「**水と脂肪の位相差を利用して，微量な脂肪を検出するMRI撮像法**」と理解してください．具体的にはin-phaseとopposed-phaseという2種類のMRI画像を撮影し，opposed-phaseの信号がin-phaseより低下していれば，脂肪を含有していると判定します．（周波数差による）選択的脂肪抑制法よりも「微量な」脂肪成分の検出に有効という特徴があります．

若：本症例ではどうだったのですか．

放：本症例では副腎結節のCT値は12HUと判定に少し悩む値でしたので，化学シフトMRIが撮影されました．その画像が図3です．

専：左副腎結節はin-phase（図3Ⓐ：→）よりもopposed-phase（図3Ⓑ：→）で低信号を呈してますね．つまり，微量脂肪を含有していることになり，副腎腺腫と診断できるわけですね．

放：その通りですね．化学シフト画像による副腎腺腫診断の特異度は非常に高く，opposed phaseでの信号低下があれば副腎腺腫と診断できます．ただし，副腎腺腫の10～30％は脂肪成分に乏しいため，opposed-phaseで信号低下がなくても副腎腺腫のことがあります[5]．

若：脂肪成分に乏しい副腎腺腫は診断できないのですか．

放：**ダイナミック造影CTでは，脂肪成分に乏しい腺腫でも診断可能**です[6]．これは，副腎腺腫は転移性腫瘍と比較して線維性間質が少ないため，造影剤が遅延相でよ

くwashoutされることをもとにした鑑別点となっているためです．ただし，褐色細胞腫や肝細胞癌，腎細胞癌などの多血性腫瘍では副腎腺腫と類似した造影パターンを呈するため，これら悪性腫瘍との鑑別が難しいという難点もあります．

若：化学シフトMRIとダイナミック造影CT，それぞれの検査の特徴を知ったうえで，**状況に応じて使い分ける**のがよいというわけですね．勉強になりました．その他に気をつけることはありますか．

放：ACRガイドライン[4]では，**悪性腫瘍の既往がある患者で4cm以上の副腎腫瘤を認めた場合は悪性（転移）の可能性が高いので**，MRIや造影CTではなく，最初からFDG-PET/CTや生検を行うことを推奨しています．逆に，悪性腫瘍の既往がない患者に1cm以下の副腎結節を認めた場合は，腺腫が疑われるためそれ以上の画像的検査は必要ないとしていることも知っておくとよいですね．

専：まとめると，主に1〜4cm大の副腎結節が化学シフトMRIやダイナミック造影CTなど腺腫を鑑別する検査の対象になり，悪性が強く疑われる場合にはFDG-PET/CT検査も考慮するというわけですね．

第6章 泌尿器科領域（腎臓・副腎・前立腺）の悪性腫瘍：副腎結節をみたら？

2 前立腺癌の診断ポイント
～ステージングとPI-RADSを中心に～

 放射線科医：次は前立腺癌について見ていきましょう．前立腺MRIをあまり見慣れていない人のために，まずは解剖の復習から入りましょう．

前立腺解剖のポイント[7]

- 前立腺は頭側から尾側方向にかけて，底部（base），中部（mid），尖部（apex）の3段階の高さにわけられる．組織学的には，中心域（central zone：CZ），移行域（transitional zone：TZ），辺縁域（peripheral zone）の3つの領域に大別され，非腺組織として前立腺前方部に前線維筋組織（anterior fibromusclar stroma：AFS）がある

- MRIではT2強調画像が各構造の同定に有用で，背側から外側を占める高信号の領域が辺縁域，辺縁域に囲まれるように存在する低信号の部分が内腺域（中心域＋移行域）となる（図1，2）．内腺域でも特に射精管周囲の低信号域が中心域に相当する．**前立腺癌の25～30％は移行域，70～75％は辺縁域から発生**する

- 移行域と辺縁域はT2強調画像で線状の低信号を呈する外科的被膜によって境界される（図1，2）．また，前立腺周囲には低信号の被膜状構造が認められ，前立腺被膜と呼ばれる．また，前線維筋組織は平滑筋や線維成分を反映して低信号を呈する

- 前立腺背外側，肛門挙筋，直腸で囲まれる三角形の領域をrectoprostatic angleと呼び，豊富な脂肪に占められ，内部を神経血管束（NVB：neurovascular bundle）が走行する．神経血管束はT1強調画像で点状の低信号域として同定される

 放：解剖を確認したところで症例を見ていきましょう．所見はどうかな．

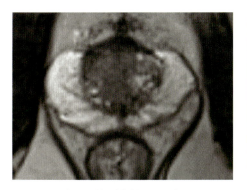

図1 T2強調画像（中部レベル）

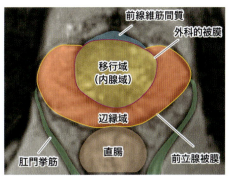

図2 前立腺解剖シェーマ（図1と同画像）

症例1 60歳代男性．PSA高値（6.91 ng/mL）のため，前立腺癌の精査目的に前立腺のMRIが撮影された．

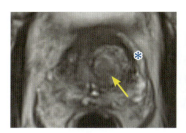

図3 T2強調画像

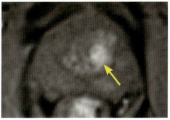

図4 脂肪抑制Gd造影T1強調画像（早期相）

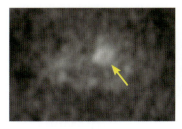

図5 拡散強調画像

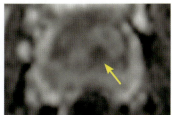

図6 ADCmap

若手専攻医：前立腺中部レベルの左葉移行域に1cm大の結節を認めます．T2強調画像ではやや境界不明瞭な低信号を呈し（図3：➡），Gd造影T1強調画像では早期濃染を認め（図4：➡），拡散強調画像では高信号（図5：➡）を呈し，ADC（apparent diffusion coefficient）mapでもADC値低下が確認できます（図6：➡）．前立腺癌を疑います．

放：その通りですね．本例は典型的な前立腺癌の所見を呈していますね．**前立腺癌の評価にはT2強調画像，拡散強調画像（およびADCmap），ダイナミック造影の3つの検査が有効**です．これらを組合わせて診断することをmultiparametric MRIと呼び，単独シークエンスよりも診断精度が上がることが知られています．典型的には**T2強調画像で低信号を呈し，拡散制限を認め，造影で早期濃染，washoutを呈する病変**を認めた場合に前立腺癌を疑います．

泌尿器科専門医：欧米発祥の前立腺癌MRIの診断ガイドラインであるPI-RADS（Prostate Imaging Reporting and Data System）も最近注目を浴びていますね．

放：2015年にPI-RADS version 2に改訂されたことで，より使いやすくなりましたね（表1）．以下にそのポイントを整理しておきましょう．

> **重要！ PI-RADSのポイント**
> - 移行域ではT2強調画像（＋拡散強調画像），辺縁域では拡散強調画像（＋ダイナミック造影）を重要視して診断する
> - ダイナミック造影の役割は限定的とされている
> - 大きさ（1.5cm）が判定基準となっている

若：前立腺癌を，移行域ではT2強調画像，辺縁域では拡散強調画像だけでも診断できるようになっているのが印象的ですね．PI-RADSを本症例に適用すれば，移行域にT2強調画像で前立腺内に限局する1cm大の均一な低信号腫瘤があるので，カテゴリー4（前立腺癌の可能性が高い）に分類されるわけですね．

放：PI-RADSにもまだ課題は残されていると思われますが，その意図するところを理解し，より客観的なレポート作成をしたいですね．

専：本症例は前立腺生検が施行され，前立腺癌（Gleasonスコア6 [3＋3]）と診断されました．ちなみに，**Gleasonスコア**とは病理学的な悪性度の指標で，生検検体内で最も多い病理像を第1優勢パターン，次いで多くみられる病理像を第2優勢パターンとして，それぞれを5段階で評価し，その合計スコアを2～10点で

表1 PI-RADS（version 2）による前立腺癌の検出

● PI-RADS カテゴリー（前立腺癌可能性）

1：非常に低い	4：高い
2：低い	5：非常に高い
3：中等度	

● 移行域

T2強調画像スコア	拡散強調画像スコア	ダイナミック造影	PI-RADSカテゴリー
1	any	any	1
2	any	any	2
3	1-4	any	3
3	5	any	4
4	any	any	4
5	any	any	5

● 辺縁域

T2強調画像スコア	拡散強調画像スコア	ダイナミック造影	PI-RADSカテゴリー
any	1	any	1
any	2	any	2
any	3	(−)	3
any	3	(+)	4
any	4	any	4
any	5	any	5

● T2強調画像スコア（移行域）

1：正常
2：線状あるいは楔状の低信号，またはびまん性の中等度低信号
3：不均一な信号域，輪郭のない円形の中等度低信号域または2，4，5以外
4：前立腺内に限局する1.5cm未満の輪郭のある均一な中等度低信号域/腫瘤
5：4と同じで1.5cm以上のもの，または前立腺外進展・浸潤傾向を呈するもの

● 拡散強調画像スコア（辺縁域・移行域）

1：ADCおよびDWIで異常信号なし（正常）
2：ADCでの不明瞭な低信号
3：ADCにおける限局性の軽度/中等度低信号，かつDWIで等/軽度高信号
4：1.5cm未満の限局したADCでの著明な低信号，かつDWIで著明な高信号
5：4と同じで1.5cm以上のもの，または明らかな前立腺外進展・浸潤傾向を呈するもの

● ダイナミック造影判定（辺縁域・移行域）

（−）：早期濃染なし，もしくはT2強調画像/DWIで対応する病変を認めないびまん性の造影効果，もしくはT2強調画像での前立腺肥大に一致した限局性造影効果
（+）：正常前立腺より早期濃染を示す限局性病変で，T2強調画像/DWIでも対応する病変を認める

DWI（拡散強調画像：diffusion weighted image）．
文献8より作成

あらわしたものです．**6点以下で低悪性度，7点で中悪性度，8点以上で高悪性度**と判定することを知っておきましょう．

 放：前立腺癌と診断できたところで，ステージングにいきましょう．前立腺癌の病期分類（表2）とステージングのポイントは以下になります．

表2　前立腺癌の病期分類

T 原発腫瘍	T1	触知不能，または画像診断不可能な臨床的に明らかでない腫瘍
	T1a	組織学的に切除組織の5％以下の偶発的に発見される腫瘍
	T1b	組織学的に切除組織の5％を超える偶発的に発見される腫瘍
	T1c	前立腺特異抗原（PSA）の上昇などのため，針生検により確認される腫瘍
	T2	前立腺に限局する腫瘍
	T2a	片葉の1/2以内の進展
	T2b	片葉の1/2を超え広がるが，両葉には及ばない
	T2c	両葉への進展
	T3	前立腺被膜を超えて進展する腫瘍
	T3a	被膜外へ進展する腫瘍（一側性，または両側性），顕微鏡的な膀胱頸部への浸潤を含む
	T3b	精嚢に浸潤する腫瘍
	T4	精嚢以外の隣接組織（外括約筋，直腸，挙筋，および/または骨盤壁）に固定，または浸潤する腫瘍
N 所属リンパ節	N0	所属リンパ節転移なし
	N1	所属リンパ節転移あり
M 遠隔転移	M0	遠隔転移なし
	M1	遠隔転移あり
	M1a	所属リンパ節以外のリンパ節転移
	M1b	骨転移
	M1c	リンパ節，骨以外の転移

文献9より作成

> **重要！　前立腺癌のステージングのポイント**
>
> - 画像的検査の適応になるのはT1c以上の病変
> - T2（触知可能，前立腺に限局）：T2以下の病変であれば基本的に手術適応もしくはそれに準じた治療法が選択される．同じT2期の限局癌でもa, b, c期のそれぞれでリスクが低・中・高と異なり，治療法にも影響するため，両葉・片葉なのか，1/2を超えるのかの評価が重要である
> - T3（被膜外浸潤，精嚢浸潤）：T3以上の場合，一般的に手術適応にはならない
>
> ＊被膜外浸潤を疑う所見：① rectoprostatic angleの鈍化，②神経血管束の非対称化，③腫瘍と被膜の接する幅が12mm以上，④被膜の肥厚・断裂，⑤前立腺辺縁の外方への膨隆[10]

> ＊精囊浸润を疑う所见：T2强调画像で高信号の正常精囊内の低信号肿瘤の存在，隔壁の不整な肥厚，精囊と前立腺の间の脂肪层の消失[7]

若：なるほど．本症例は被膜外浸潤がなく，左葉に限局しており，1/2を超えないのでT2a相当ということになりますね．

専：その通りですね．本症例は手術が選択されました．一つ付け加えると，本症例では前立腺左外側にみられる前立腺周囲静脈叢（図3：＊）が軽度拡張している点も読影していただけると助かります．術中出血を減らすうえで，静脈叢の処理は重要になりますので．

若：なるほど．術者ならではの視点ですね．

放：もう一例，前立腺癌の症例を確認しておきましょう．病期を意識した読影をお願いします．

症例2　70歳代男性．PSA高値（17.0 ng/mL）の精査目的に前立腺MRIが撮影された．

若：T2強調画像にて前立腺中部レベルの辺縁域左葉に前立腺癌と考えられる低信号腫瘤を認めます（図7：○）．前立腺被膜と広く接しており，一部で被膜の断裂が疑われます．被膜外浸潤（T3a）を疑います．精囊レベルのT2強調画像では，左精囊内部に低信号腫瘤が認められ（図9：➡），左精嚢は萎縮しています．精囊浸潤（T3b）も示唆されます．したがって，病期分類でいえばT3b相当になりますね．

放：その通りですね．その他，T1強調画像で前立腺7時方向に認められる血管神経束と考えられる低信号像（図8：➡）が対側では確認できなくなっており（図8：○），血管神経束への浸潤が疑われる点も記載しておくとよいですね．血管神経束への浸潤は勃起障害や尿失禁などにも関連するので重要ですよ．

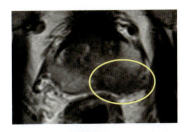

図7　T2強調画像（前立腺中部レベル）

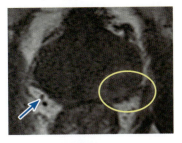

図8　T1強調画像（前立腺中部レベル）

専：本症例には生検が施行され，Gleasonスコア9（4＋5）と高悪性度であることが判明しました．PSA 10ng/mL，Gleasonスコア7のいずれかの値を超える場合は中等度以上のリスクがあり，MRIにより被膜外浸潤や精囊浸潤の評価を行う価値が高いですね．実際，本症例でも精囊浸潤がMRIにより確認できたので，手術ではなくホルモン療法が選択されました．

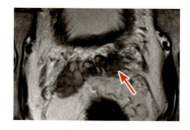

図9 T2強調画像（精囊レベル）

放：PSAが4〜10ng/mLのグレーゾーンの症例では前立腺癌の検出や局在診断，悪性度評価という点，PSAが10ng/mL以上の上昇がある高リスク症例では特にステージングという点において**MRIは役立つ**わけだね．前立腺癌のMRIによる診断法とステージングについてしっかり復習しておきましょう．

第6章 泌尿器科領域（腎臓・副腎・前立腺）の悪性腫瘍：副腎結節をみたら？

3 腎腫瘍診断のポイント
〜嚢胞性腫瘍の鑑別，腎細胞癌の病期分類〜

LEVEL ★★★ 鑑別とステージング

症例1 70歳代女性．膵仮性嚢胞のフォロー目的に撮影された造影CTで，左腎に嚢胞性腫瘤を認めた．

若手専攻医：単純性腎嚢胞ですかね．特に気になることはありませんが…．

放射線科医：提示しているからには意味があるんです．まずは所見を詳細に述べてください．

若：左腎に15mm大の腫瘤性病変を認めます．単純CTでは腎実質より軽度低吸収を呈し（図1：○），造影CTでは病変は境界明瞭な低吸収に描出されています．内部に明らかな造影効果は認められません．

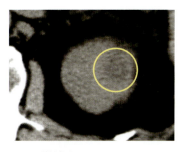

図1　単純CT

泌尿器科専門医：造影効果は本当に認められないかな？よく見ると嚢胞内には隔壁（図2：▶）が多数認められ，一部は造影効果を伴っているようですよ．

若：確かに！嚢胞内の吸収値を実際に測定してみると，20HUで通常の水濃度よりもやや高いですね．

放：本症例のような**隔壁を伴う嚢胞性腫瘤**は悪性のことがあり，注意が必要です．嚢胞性腎腫瘍の評価にはBosniak分類（表1）が有効です[11]．

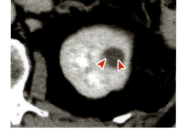

図2　造影CT（腎実質相）

表1 Bosniak分類

Bosniak分類	画像所見	マネジメント
カテゴリーⅠ	薄い囊胞壁，水濃度 隔壁・石灰化・充実部・造影効果なし	無治療 (精査不要)
カテゴリーⅡ	少数の薄い隔壁，高濃度（3cm未満） 淡い石灰化，充実部・造影効果なし	
カテゴリーⅡF	複数の薄い隔壁，高濃度（3cm以上） 厚い・結節状の石灰化，囊胞壁/隔壁にわずかな造影効果あり	要経過観察 (初回は半年後，以降は1年ごとに最低5年)
カテゴリーⅢ	厚く不整な囊胞壁/隔壁（明瞭な造影効果あり）	手術
カテゴリーⅣ	充実成分の存在（明瞭な造影効果あり）	

文献11より作成

> **重要！ 囊胞性腎腫瘤の診断のポイント〜Bosniak分類〜**
> - Bosniak分類とはCT所見に基づき囊胞性腎腫瘤を5段階に分類し，それぞれに応じたマネジメントについて述べたものである
> - カテゴリーⅡ以下の悪性率は4％，ⅡFが17％，Ⅲが81％，Ⅳが87％とされており[12]，**囊胞内部に造影増強像を認めた場合には悪性の可能性が高くなる**
> - カテゴリーⅠ，Ⅱは無治療，ⅡFは経過観察，Ⅲ，Ⅳは手術が選択される

専：これは便利ですね．本症例だと，複数の薄い隔壁，および隔壁のわずかな造影効果があるので，カテゴリーⅡFに相当するわけですね．したがって，経過観察が必要ということになりますね．

放：その通りです．カテゴリーⅡFのFは"follow-up"の意味で，経過観察が望ましい病変ということになります．実際，カテゴリーⅡFを経過観察すると，その13％がカテゴリーⅢに進行し，そのうち約半数は悪性だったとの報告もあります[13]．

若：本症例はどうなったのですか？

放：約3年半後の造影CTを見てください．

症例2　症例1と同一症例（初回から約3年半後）：囊胞性腎腫瘤の経過観察目的に造影CTが撮影された．

専：おぉ．明瞭に造影される厚い隔壁（図3：➡）が出現しており，カテゴリーⅢになっているので，手術が推奨されるわけですね．

放：まさしくその通りで，本症例は手術が施行され，腎細胞癌と病理診断されました．Bosniak分類は実用的で囊胞性腎腫瘤の評価にたいへん有効なので，ぜひ覚えておいてください．次は充実性の腎腫瘤について見ていきましょう．

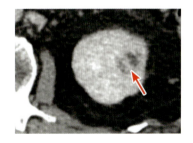

図3　造影CT（腎実質相）

症例3　40歳代男性．健診の腹部エコー検査で指摘された腎腫瘤の精査目的にダイナミック造影CTとMRIが撮影された．

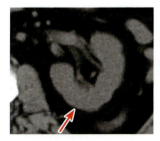

図4　単純CT

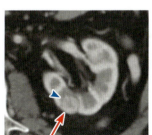

図5　造影CT（皮髄相）

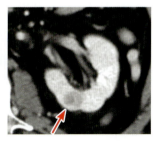

図6　造影CT（腎実質相）

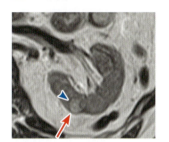

図7　T2強調画像

放：腎腫瘤を疑ったときは，本症例のように単純CTに加えてダイナミック造影CTを撮影しましょう．具体的には**単純CTで石灰化や脂肪の有無を確認し，皮髄相（投与開始後約30秒）で腎動脈および腫瘤の血流，腎実質相（80～100秒後）で病変検出および腫瘤の性状を評価**します．また，**排泄相（3～5分後）は腫瘍の腎盂進展の評価に有用**です[3]．MRIは必須の検査ではありませんが，CTで診断が確定しない場合や浸潤の範囲を評価する際には役立ちます[14]．それでは，読影にいきましょう．

若：左腎に12mm大の腫瘤性病変を認めます．単純CTでは腎実質と等吸収（図4：➡）で明らかな脂肪や石灰化はなく，造影CTの皮髄相ではやや不均一な濃染があり（図5：➡），腎実質相では造影効果は低下しています（図6：➡）．また，T2強調画像では軽度高信号を呈しています（図7：➡）．腎細胞癌を疑います．

放：その通りですね．ただし正確には"淡明細胞型"の腎細胞癌が疑われますね．ここで淡明細胞型腎細胞癌の特徴についてまとめておきましょう．

淡明細胞型腎細胞癌（clear cell renal cell carcinoma）

【概略】
- 近位尿細管上皮に由来し，多くは皮質から生じる．最も多いタイプ（70%）の腎細胞癌．細胞質に豊富な脂質を含むため，顕微鏡下に「明るい」細胞として観察される

【画像所見】
- 造影CTの皮髄相で不均一に濃染し，腎実質相では造影効果が低下（washout）する．特に皮髄相での濃染は特徴的で，淡明細胞型腎細胞癌すなわち悪性であることをほぼ確定できる[15]
- 膨張性発育．偽被膜をもつ（70%程度）．囊胞変性を伴う頻度が高い
- T2強調画像で中等度～高信号を呈する
- 胞体内の脂質が化学シフト画像で検出されうる

若：偽被膜とはなんですか．

放：**腫瘤に圧排された腎実質が被膜状になったものを偽被膜**と呼びます．本症例でも腫瘤をとり囲む一層の偽被膜（図5，7：►）が観察できますね．偽被膜はT2強調画像で低信号に描出されるので，MRIだと認識しやすいですね．**偽被膜は腎細**

胞癌に比較的特徴的な所見で，偽被膜を伴う腫瘍は**腎細胞癌以外では腺腫やオンコサイトーマに限られる**ことも知っておくとよいですね[16]．また，脂肪成分に乏しい腎血管筋脂肪腫は腎細胞癌との鑑別が難しいことがありますが，**血管筋脂肪腫では偽被膜が存在しない**点は鑑別点になります．

専：腎細胞癌と診断できたところで，次はステージングにいきましょう．手術適応や手術内容についても含めて検討したいですね．

放：表2が腎細胞癌取扱い規約第4版[17]の病期分類になります．基本的にこの通りに診断していけばよいのですが，ポイントを整理しておきましょう．

表2 腎癌の進展度と病期分類

T　原発腫瘍
TX：原発腫瘍の評価が不可能
T0：原発腫瘍を認めない
T1：最大径が7cm以下で，腎に限局する腫瘍
T1a：最大径が4cm以下
T1b：最大径が4cmを超えるが7cm以下
T2：最大径が7cmを超え，腎に限局する腫瘍
T2a：最大径が7cmを超えるが10cm以下
T2b：最大径が10cmを超え，腎に限局する腫瘍
T3：主静脈または腎周囲組織に進展するが，同側の副腎への進展がなくGerota筋膜を超えない腫瘍
T3a：肉眼的に腎静脈やその他区域静脈（壁に筋組織を有する）に進展する腫瘍，または腎周囲および/または腎洞（腎盂周囲）脂肪組織に浸潤するが，Gerota筋膜を超えない腫瘍
T3b：肉眼的に横隔膜下の大静脈内に進展する腫瘍
T3c：肉眼的に横隔膜下の大静脈内に進展，または大静脈壁に浸潤する腫瘍
T4：Gerota筋膜を超えて浸潤する腫瘍（同側副腎への連続的進展を含む）
N　所属リンパ節
NX：所属リンパ節転移の評価が不可能
N0：所属リンパ節転移なし
N1：1個の所属リンパ節転移
N2：2個以上の所属リンパ節転移
M　遠隔転移
M0：遠隔転移なし
M1：遠隔転移あり

病期分類	TNM分類		
Ⅰ期	T1	N0	M0
Ⅱ期	T2	N0	M0
Ⅲ期	T1	N1	M0
	T2	N1	M0
	T3a	N0, N1	M0
	T3b	N0, N1	M0
	T3c	N0, N1	M0
Ⅳ期	T4	Nに関係なく	M0
	Tに関係なく	N2	M0
	Tに関係なく	Nに関係なく	M1

腎癌取扱い規約では病理学的所見に基づく病期分類を原則とする．

文献17より作成

> **重要！** **腎癌ステージングのポイント**[18]
> - T1a（4cm以下で腎に限局しているか）の判定 ➡ T1aは腎部分切除の適応になるため（＊T1b～T3aは腎全摘術となる）
> - T3b（下大静脈内に進展するが横隔膜下に留まるか）の判定 ➡ T3bでは下大静脈の血管再建が必要となるため．また，肝部下大静脈や肝静脈への浸潤も併せて評価する（肝臓外科への応援が必要になるため）
> - T3c（下大静脈内に進展し横隔膜上まで及ぶか）の判定 ➡ 開胸・開腹手術となり，人工心肺装置が必要となることがあるため

若：腎部分切除なのか腎全摘か，下大静脈の処理がどの程度必要になるのかという治療方針の観点からステージングを行うことが重要なのですね．

専：腎部分切除の適応となるのは，T1a（4cm以下で腎に限局）で腎辺縁にあり，腎門部や腎杯から離れていて，リンパ節転移や遠隔転移がない症例に限られます．また，偽被膜が全周性に保たれていれば，（偽被膜は腎実質そのものなので）腫瘍が腎に限局していると判断できますね[19]．

若：本症例では腫瘍は13mmとT1a（4cm以下）相当で，偽被膜が全周性に認められることから腎実質内に限局していると考えられ，腫瘍位置も腎辺縁にあり腎門部や腎杯から離れているので，腎部分切除術の適応となるわけですね！

放：その通りですね．本症例には部分切除術が施行され，淡明細胞型腎細胞癌との病理診断が得られました．

専：付け加えると，手術適応症例に関しては，**ステージング以外に腎動・静脈の本数や変異，腫瘍と腎盂・腎杯の関係についても言及**してもらえると嬉しいですね．腎動脈の本数や分岐位置によって結紮部位は変わりますし，腫瘍が腎盂・腎杯に広く接している場合は腎部分切除の適応にならないためです．血管および腎盂の評価には，それぞれ造影早期相と排泄相の再構成画像があると助かります．

若：臨床科の視点をもって読影をするのは非常に重要ですね．

放：最後に淡明型細胞癌以外の充実性腎腫瘍の特徴的所見についてもまとめておきます（表3）．これらの腫瘍の鑑別は難しいことも多いですが，**高度な早期濃染**があれば淡明細胞型腎細胞癌が強く疑われるので手術を選択，**明らかな脂肪成分**があれば血管筋脂肪腫が示唆されるため経過観察，それ以外の鑑別が難しい腫瘍では**生検を考慮**するなど，マネジメントにも影響してくるので，一度勉強しておく

表3　腎充実性腫瘤の鑑別ポイント

腫瘍Type	特徴的所見
乳頭状腎細胞癌	Type1：膨張性発育，内部均一，漸増性濃染，T2強調画像低信号，偽被膜形成 Type2：浸潤性発育，腫瘍塞栓の頻度が高い，予後不良
嫌色素性腎細胞癌	内部均一，中等度（＜100HU）濃染とwashout，T2強調画像中等度信号，偽被膜形成
オンコサイトーマ	嫌色素性腎細胞癌に類似，中心性瘢痕を伴う（サイズ大の場合）
後腎性腺腫	内部均一，乏血性で漸増性濃染，乳頭状腎細胞癌に類似
血管筋脂肪腫 (classic AML)	単純CTで脂肪濃度（＜－10HU），膨張性発育
血管筋脂肪腫 (fat poor AML)	Hyperattenuating AML：高濃度（＞45HU），T2強調画像低信号，均一な増強効果 Isoattenuating AML：腎実質と等濃度（－10～45HU），微量な脂肪を含む

文献20，21より作成

とよいですね．

◆ 第6章の参考文献

1) Zeiger MA, et al：The American Association of Clinical Endocrinologists and American Association of Endocrine Surgeons medical guidelines for the management of adrenal incidentalomas. Endocr Pract, 15 Suppl 1：1-20, 2009
2) Boland GW, et al：Characterization of adrenal masses using unenhanced CT: an analysis of the CT literature. AJR Am J Roentgenol, 171：201-204, 1998
3) 7. 泌尿器．「画像診断ガイドライン 2016年版 第2版」（日本医学放射線学会/編），pp490-491，金原出版，2016
4) Choyke PL, ACR Committee on Appropriateness Criteria.：ACR Appropriateness Criteria on incidentally discovered adrenal mass. J Am Coll Radiol, 3：498-504, 2006
5) Blake MA, et al：Adrenal imaging. AJR Am J Roentgenol, 194：1450-1460, 2010
6) Caoili EM, et al：Adrenal masses: characterization with combined unenhanced and delayed enhanced CT. Radiology, 222：629-633, 2002
7) 北島一宏，他：前立腺癌−手術前に知りたい画像情報−「特集 泌尿器・婦人科画像診断 step further−低侵襲治療時代の主治医の視点−」，画像診断，32：266-275, 2012
8) Weinreb JC, et al：PI-RADS Prostate Imaging – Reporting and Data System: 2015, Version 2. Eur Urol, 69：16-40, 2016
9) 第1部−C臨床病期記載法．「泌尿器科・病理・放射線科 前立腺癌取扱い規約 第4版」（日本泌尿器科学会，日本病理学会，日本医学放射線学会/編），pp40-41，金原出版，2010
10) Yu KK, et al：Detection of extracapsular extension of prostate carcinoma with endorectal and phased-array coil MR imaging: multivariate feature analysis. Radiology, 202：697-702, 1997
11) Israel GM & Bosniak MA：Follow-up CT of moderately complex cystic lesions of the kidney (Bosniak category IIF). AJR Am J Roentgenol, 181：627-633, 2003
12) Kim DY, et al：Malignant renal cysts: diagnostic performance and strong predictors at MDCT. Acta Radiol, 51：590-598, 2010

13) Smith AD, et al：Bosniak category IIF and III cystic renal lesions: outcomes and associations. Radiology, 262：152-160, 2012
14) Roy C Sr, et al：Significance of the pseudocapsule on MRI of renal neoplasms and its potential application for local staging: a retrospective study. AJR Am J Roentgenol, 184：113-120, 2005
15) Jinzaki M, et al：Double-phase helical CT of small renal parenchymal neoplasms: correlation with pathologic findings and tumor angiogenesis. J Comput Assist Tomogr, 24：835-842, 2000
16) Ascenti G, et al：Contrast-enhanced second-harmonic sonography in the detection of pseudocapsule in renal cell carcinoma. AJR Am J Roentgenol, 182：1525-1530, 2004
17) 第Ⅰ部-C治療前臨床的総合判定．「泌尿器科・病理・放射線科 腎癌取扱い規約 第4版」（日本泌尿器科学会，日本病理学会，日本医学放射線学会／編），pp40-41, 金原出版, 2011
18) 陣崎 雅弘, 他：泌尿器系腫瘍 腎．「特集 癌取扱い規約からみた悪性腫瘍のステージングと画像診断2012年版」, 臨床放射線, 57:1505-1519, 2012
19) Takahashi S, et al：Renal cell carcinoma: preoperative assessment for enucleative surgery with angiography, CT, and MRI. J Comput Assist Tomogr, 20：863-870, 1996
20) Zhang J, et al：Solid renal cortical tumors: differentiation with CT. Radiology, 244：494-504, 2007
21) Jinzaki M, et al：Renal angiomyolipoma: a radiological classification and update on recent developments in diagnosis and management. Abdom Imaging, 39：588-604, 2014

第7章

婦人科領域（子宮・卵巣）の悪性腫瘍
鑑別診断のコツ

Summary

- 卵巣偶発腫瘤は，腫瘤の性状・年齢（閉経の状態）・サイズに応じて対応を決める．閉経前5cm以下の単純性嚢胞は経過観察不要（参照 第7章-1）
- 子宮頸癌・体癌の画像診断ではステージングが必要．頸癌では子宮傍組織浸潤，体癌では筋層浸潤の有無を重点的に評価する（参照 第7章-2）
- 卵巣腫瘤の画像診断では良性/悪性の鑑別が重要．壁在結節，充実部壊死は悪性を強く疑う所見で，嚢胞性腫瘤における脂肪・T2強調画像での低信号（shading），充実性腫瘤におけるT2強調画像での強い低信号（線維性組織）は良性を示唆する所見である（参照 第7章-3）

第7章 婦人科領域（子宮・卵巣）の悪性腫瘍：鑑別診断のコツ

1 偶発的に発見された付属器腫瘤のマネジメント

LEVEL ★☆☆
癌を見逃さない

症例1 20歳代女性．下腹部痛の精査目的に撮影された腹部造影CTにて，偶発的に付属器腫瘤を指摘された．

 放射線科医：所見はどうでしょうか．病変に対する対応も含めて考えてみてください．

 若手専攻医：右付属器領域に長径4cmの腫瘤性病変を認めます（図1：○）．内部は水濃度で隔壁は認められず，単房性の嚢胞性腫瘤といえます．壁は薄く，明らかな壁在結節も認められません．以上より右卵巣の良性嚢胞性病変と考えますが，念のためフォローを検討します．

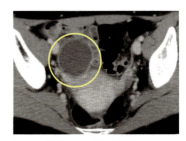
図1　造影CT（横断像）

 放：付属器腫瘤自体の評価に関してはその通りですね．この病変はいわゆる単純性嚢胞に相当し，生殖可能年齢であることから機能性嚢胞（排卵に伴う貯留嚢胞）が疑われますので，自然消退する可能性が高いです．ちなみに，閉経後に持続してみられる単純性嚢胞の多くは漿液性腺腫などの良性腫瘍であることも知っておきましょう[1]．次に対応に関してですが，この病変であれば基本的に経過観察は不要です．

 若：そうなんですか!?　全くフォローしないのはちょっと不安ですが…．

 放：気持ちはよくわかりますが，偶発的に発見された付属器腫瘤のマネジメントに関してはアメリカ放射線学会（ACR：American College of Radiology）が提唱しているガイドライン[2]があり，これによれば**閉経前女性の5cm以下の単純性嚢胞ではフォローの必要はない**ことになっています．日本放射線学会から出ている画像診断ガイドライン[3]もこれを支持しています．図2がそのまとめになります．

 婦人科専門医：これは興味深いですね．偶発的に発見された付属器腫瘤をその形態から「単純性嚢胞」，「良性と考えられる嚢胞」，「その他」の3つに分け，さらに

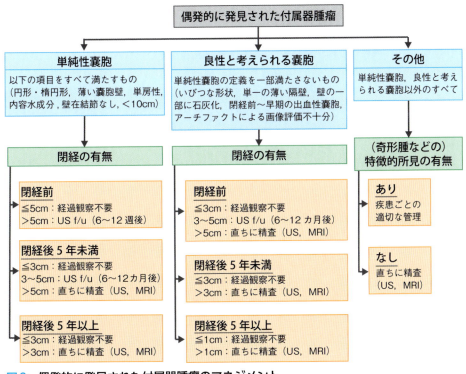

図2 偶発的に発見された付属器腫瘤のマネジメント
US：ultrasound（超音波検査），f/u：follow up（経過観察）．文献2，3より作成

年齢（閉経の有無）と病変のサイズによってその対応を決めているわけですね．卵巣は年齢や性周期によって大きく変化しますので，サイズだけでなく，年齢（閉経の有無）を基準に振り分けるのはよい方法だと思います．特に「閉経後5年未満」というカテゴリーがあるのはおもしろいですね．この時期は間欠的なエストロゲン分泌が残っていますので，特別に枠を設けたのでしょう．

放：良性病変が大部分を占める単純性嚢胞では，**閉経前は5cm，閉経後は3cmをカットオフ値**としていますね．「良性と考えられる嚢胞」は，単純性嚢胞とほぼ同様の病変が含まれますが，典型的とはいえない所見を含むため，経過観察不要のラインを閉経前・閉経後5年未満で3cm以下，閉経後5年以上で1cm以下と少し厳しくしているわけですね．

若：良性の可能性が高い病変以外は，直ちに超音波検査，（必要に応じて）MRIという流れで検査が行われるのですね．「その他」のカテゴリーにある，「奇形腫など

の特徴的所見」という点に関してもう少し説明が欲しいのですが….

 放：「その他」のなかには，質的診断が困難なもの，良性腫瘍，悪性が疑われる腫瘍，腫瘍類似病変など多彩な病変が含まれており，成熟嚢胞性奇形腫などCTやMRIでほぼ組織診断が可能なものは，個々の腫瘍に応じた対応をとることになっています．「特徴的所見」を呈する卵巣腫瘍の鑑別については本章-3で解説しますので，本項では放射線科医や産婦人科医でなくても知っておくべき"偶発的に発見された付属器腫瘤のマネジメント"について図2を参考に復習しておいてください．

第7章 婦人科領域（子宮・卵巣）の悪性腫瘍：鑑別診断のコツ

2 子宮頸癌と子宮体癌
～ステージングのポイント～

症例1 60歳代女性．子宮頸癌検診で扁平上皮癌が疑われたため，超音波検査に続いて骨盤MRIが撮影された．

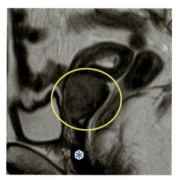

図1 MRI（T2強調画像，矢状断像）

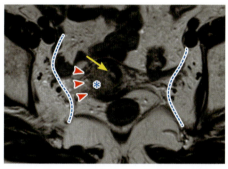

図2 MRI（T2強調画像，頸部短軸断像）

 放射線科医：本項では子宮頸癌と体癌のステージングについてみていきましょう．これらの癌はMRI撮影時にはすでに組織診断がついていることが多いので，病変の進展範囲を評価することが画像診断の主な目的になります．さて，所見はどうでしょうか．

 若手専攻医：子宮頸部後唇側にT2強調画像にて淡い高信号を呈する長径3cmの腫瘤性病変を認めます（図1：◯）．既知の子宮頸癌と考えられます．ステージングに関しては…進行期分類表を参照したいところです．

 放：進行期分類を覚えるのはなかなかたいへんですよね．子宮頸癌の進行期分類は**表1**の通りです．

 若：うーん．表の用語とMRI所見が，頭のなかでうまく対応しません…．

表1　子宮頸癌進行期分類

I期：癌が子宮頸部に限局するもの（体部浸潤の有無は考慮しない）
　　IA期：組織学的にのみ診断できる浸潤癌
　　　　IA1期：間質浸潤の深さが3mm以内で，広がりが7mmを超えないもの
　　　　IA2期：間質浸潤の深さが3mmを超えるが5mm以内で，広がりが7mmを超えないもの
　　IB期：臨床的に明らかな病巣が子宮頸部に限局するもの，または臨床的に明らかではないが，IA期を超えるもの
　　　　IB1期：病巣が4cm以下のもの
　　　　IB2期：病巣が4cmを超えるもの
II期：癌が子宮頸部を超えて広がっているが，骨盤壁または膣壁下1/3には達していないもの
　　IIA期：膣壁浸潤が認められるが，子宮傍組織浸潤は認められないもの
　　　　IIA1期：病巣が4cm以下のもの
　　　　IIA2期：病巣が4cmを超えるもの
　　IIB期：子宮傍組織浸潤が認められるもの
III期：癌浸潤が骨盤壁にまで達するもので，腫瘍塊と骨盤壁との間にcancer free spaceを残さない，または膣壁浸潤が下1/3に達するもの
　　IIIA期：膣壁浸潤は下1/3に達するが，子宮傍組織浸潤は骨盤壁にまでは達していないもの
　　IIIB期：子宮傍組織浸潤が骨盤壁にまで達しているもの，または明らかな水腎症や無機能腎を認めるもの
IV期：癌が小骨盤腔を超えて広がるか，膀胱，直腸粘膜を侵すもの
　　IVA期：膀胱，直腸粘膜への浸潤があるもの
　　IVB期：小骨盤腔を超えて広がるもの

文献4より転載

表2　子宮頸癌の進行期分類ごとのMRI所見と治療方針

病期	MRI所見	治療方針
IB1	stromal ring断裂（−），病変≦4cm	広汎子宮全摘術 or放射線治療単独
IIA1	膣壁浸潤（下1/3に達しない），病変≦4cm	
IB2	stromal ring断裂（−），病変>4cm	広汎子宮全摘術 or同時化学放射線治療
IIA2	膣壁浸潤（下1/3に達しない），病変>4cm	
IIB	stromal ring断裂（+），腫瘍の突出・周囲との境界不整	
IIIA	膣壁浸潤（下1/3に達する）	同時化学放射線治療
IIIB	腫瘍が内外腸骨血管の内側ラインに達する尿管浸潤による水腎症がある	
IVA	腫瘍による膀胱，直腸の筋層断裂	
IVB	遠隔転移あり	全身化学療法or緩和的治療

文献5，6より作成

放：それでは表2を参考にしてください．子宮頸癌の病期ごとにMRI所見をまとめています．ⅠA期からではなくⅠB期から記載してあるのは，ⅠA期は顕微鏡的浸潤であり画像診断の適応から基本的には外れるためです．

> **重要！ 子宮頸癌 MRI 診断のポイント**
> - 子宮傍組織浸潤：頸部間質（stromal ring）の断裂に加え，腫瘍の突出・周囲との境界不整を認めた場合は傍組織浸潤あり（ⅡB期以上）と診断する．ⅡB期は欧米では手術適応外であり，本邦でも（手術適応は残るものの）同時化学放射線療法が選択される症例が増えている
> - 骨盤壁浸潤：傍組織浸潤が拡大して内外腸骨血管の内側ラインに達した場合，骨盤壁浸潤あり（ⅢB期以上）と判定する．ⅢB期になると手術適応がなくなる
> - 腟壁浸潤：T2強調画像で低信号を呈する腟壁が腫瘍により欠損していれば，腟壁浸潤あり（ⅡA期以上）と判定する．ただし，腟壁浸潤は腟下1/3以上（ⅢA期，手術適応外）に及ばない限り治療方針は変わらないので，腟壁浸潤の有無は臨床的にあまり問題にならない
> - 腫瘍径：ⅠB期（stromal ring断裂なし）やⅡA期でも腫瘍が4cm以上になると，放射線治療単独という治療の選択肢がなくなる（手術もしくは同時化学放射線療法の適応となる）

若：ふむふむ．ところで，stromal ringって何ですか？

放：Stromal ringはとても重要な構造です．子宮頸部の画像解剖と併せて説明しますね．まず，子宮の解剖や病変を評価する際に基本となるのはT2強調画像であることを覚えてください．矢状断像で"くびれ"の位置を内子宮口の目安として，子宮頸部と体部を大まかに分けます．頸部では内腔側に淡い高信号を呈する頸管上皮，その外側に低信号を示す頸部間質があります．これを**横断像で見ると頸部間質が輪状の低信号として認められ，これをstromal ringと呼びます**．Stromal ringをより正確に評価するためには，子宮頸部の軸位断像での撮像が必要になります．

婦人科専門医：それではMRI所見をもとに本症例のステージングをお願いします．

若：子宮頸部右側壁から前壁を主体にT2強調画像で淡い高信号を呈する腫瘤性病変を認め（図2：＊），既知の子宮頸癌と考えられます．頸部間質（stromal ring）は11時方向で断裂しています（図2：⇨）．腫瘤は右方向に突出しており，周囲脂肪識との境界は不明瞭になっています（図2：▶）．傍組織浸潤（ⅡB期以上）が示唆されますが，骨盤壁（内外腸骨血管の内側ライン [図2：---]）には達していません（ⅢB期未満）．また，腟（図1：＊）の下1/3（ⅢA期），尿管（ⅢB期），膀胱・直腸（ⅣA期）への浸潤所見も認められません．以上よりⅡB期と診断されます．

放：その通りですね．よく診断できています．

専：本症例では提示がありませんでしたが，拡散強調画像やダイナミック造影はステージングに必要ないのですか．

放：拡散強調画像では腫瘍が高信号の局在病変として同定できるため，頸部間質とのコントラストがよく病変の検出に役立ちます．また，ダイナミック造影は小さな病変の検出には有効という報告もありますが[7]，必ずしも診断能改善に寄与するわけではないようです[3]．

若：そういえばリンパ節転移が進行期分類の項目に入っていないのですが，評価しなくてよいのでしょうか．

専：進行期分類には入っていませんが，リンパ節転移は重要な予後因子であり治療計画にも影響するので評価してください．また，進行期分類でなくTNM分類を行う場合は，当然ながらリンパ節転移もステージングにかかわり，所属リンパ節転移があればN1となります．また，**傍大動脈リンパ節や鼠径リンパ節への転移は遠隔転移として扱われる**ので特に注意が必要です．

放：リンパ節転移に関しては短径10mm以上をカットオフ値とすることが一般的ですが，CTやMRIでサイズをもとにした判定した場合の感度が低いことが知られています[8]．一方，FDG-PET/CTはCTやMRIよりも高感度にリンパ節転移を評価できるとされていますので[9]，リンパ節転移の評価にはPETを考慮してもよいと考えられます．ただし，子宮頸癌のTNM分類という観点からは，リンパ節転移の診断には画像を用いない，と取扱い規約に記載されていることは知っておきましょう[4]．

若：なるほど．**MRIで局所深達度（＋リンパ節転移），CTでリンパ節転移および遠隔転移を診断し，判定が微妙なときにはPETを追加する**のがよさそうですね．

放：その通りですね．さて，子宮頸癌はここまでにして，次は子宮体癌にいきましょう．

第7章-2 子宮頸癌と子宮体癌

症例2 50歳代女性．不正出血があるため施行された子宮体部生検にて類内膜癌（Grade2）と組織診断された．子宮体癌術前の病変評価目的に骨盤MRIが撮影された．

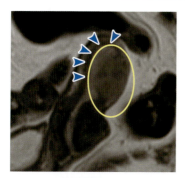

図3 T2強調画像（体部長軸断像）

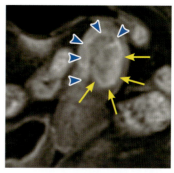

図4 Gd造影脂肪抑制T1強調画像 早期相（体部長軸断像）

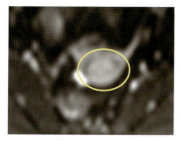

図5 拡散強調画像（水平断像）

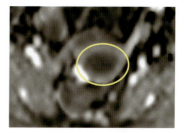

図6 ADCmap（水平断像）

専：読影に入る前に，子宮体癌の臨床像について確認しておきましょう．子宮内膜癌はエストロゲン依存性の観点からTypeⅠ（依存性），TypeⅡ（非依存性）の2種類にわけられます．TypeⅠの組織型は高分化型（Grade1，2）類内膜癌，TypeⅡは低分化型（Grade 3）類内膜癌，明細胞癌，漿液性腺癌で，TypeⅡのほうが高悪性度で予後不良です[10]．**TypeⅠは子宮内腔に向かって外向型発育を呈しますが，TypeⅡは最初から筋層に浸潤するような内向型発育を呈します**．また，TypeⅠは病期によって標準術式が異なるのに対し，播種やリンパ節転移を生じやすいTypeⅡでは進行期でなくても子宮全摘術＋両側付属器摘出術＋骨盤・傍大動脈リンパ節廓清＋大網切除といった拡大手術が標準術式となるといった違いがあることを知っておきましょう[11]．

125

放：本症例の組織診は類内膜癌（Grade2）であり，TypeⅠに相当しますね．実際には子宮内膜癌の大部分はTypeⅠなので，特に断りなく子宮体癌といった場合には通常TypeⅠを指していると考えてください．それでは読影にいきましょう．所見はどうでしょうか．

若：子宮内膜厚は15mmと肥厚しています．T2強調画像にて子宮後壁に正常の内膜より低信号を呈する長径25mmの腫瘤性病変を認めます（図3：○）．既知の類内膜癌と考えます．腫瘤によりjunctional zone（図3：▶）が断裂しており，筋層浸潤が示唆されます．

放：その通りですね．復習すると，子宮内膜は生殖可能年齢では10mm，閉経後は5mmを超えると肥厚と判定されます．CTでもしばしば内膜肥厚に遭遇することがありますが，その際には超音波検査を行うよう主治医に勧めてください．次に，junctional zoneに関してですが，T2強調画像にて子宮は漿膜側から筋層（軽度高信号），junctional zone（低信号），内膜（高信号）の3層で構成されます．Junctional zoneは筋層の内層に相当し，水分含有量が少ないことや細胞密度が高いために低信号を呈するとされています[12]．

専：一般的にはjunctional zoneの破綻があれば筋層浸潤ありと診断するかと思いますが，ダイナミック造影を追加すると筋層浸潤をより正確に評価できるという論文[13]を読んだことがあります．本症例ではどうでしょうか．

放：ダイナミックMRIでは内膜に近い筋層に**早期濃染（SEE：subendometrial enhancement）**が出現しjunctional zoneの代用になりうるので，T2強調画像でjunctional zoneが不明瞭な症例でも筋層浸潤の評価ができるといわれています[14]．本症例でもSEEが明瞭に描出されていますね（図4：▶）．

若：ちょっと待ってください．SEEだけでなく，腫瘍をとり囲むような早期濃染像（図4：⇨）も認められるのですが，これは何でしょうか．

放：これは腫瘍先進部の血管増生を反映した所見で**peritumoral enhancement（PTE）**とも呼ばれます．PTEがある症例では脈管侵襲のリスクが高いともいわれていますね[15]．一見するとPTEはSEEと紛らわしいので注意が必要です．T2強調画像なども参考にして総合的に判断するのが大事ですね．

専：拡散強調画像で筋層浸潤の評価をすることはできませんか．本症例でも病変は拡散強調画像で高信号（図5：○），ADCmapで低信号（図6：○）を呈しているようですが．

放：拡散強調画像では高コントラストに病変が描出されるため進展範囲の評価に有用で，ダイナミック造影と同等の正確性で筋層浸潤を診断できると報告されてい

ます[16]．ただし，拡散強調画像にはjunctional zoneやSEEのようなメルクマールとなる構造がない点や，画像が歪みやすいなどの欠点もありますので，やはり他のシークエンスと組合わせて診断するのが望ましいですね．

専：なるほど．画像の解釈が一通り終わったところで，ステージングにいきましょう．

放：子宮体癌の進行期分類とMRI所見，治療方針は表3，4のようになっています．

> **重要！ 子宮体癌MRIの診断ポイント**
> - 筋層浸潤は最大の予後規定因子であり，T2強調画像，ダイナミック造影，拡散強調画像を用いて総合的に判定する．高分化型（Grade1）の類内膜癌で筋層浸潤がなければ，妊孕性温存療法が選択されうる
> - 頸部間質浸潤（stromal ring断裂）がある場合はⅡ期となり，広汎子宮全摘が推奨される

若：本症例では筋層浸潤がありますが，その範囲は筋層1/2以上には達していないようです．また，子宮体部に限局した病変で，明らかなリンパ節腫大も認められませんでしたので，ⅠA期に相当すると考えられます．ところで，リンパ節転移に関しては頸癌と同様に1cmをカットオフとする方法でよいのでしょうか．

放：子宮体癌でも**1cmを基準としてリンパ節転移とする**診断法が用いられますが，この場合の感度は低いことが知られています[18]．一方，**FDG-PET/CTはCTよりも子宮体癌のリンパ節転移を正確に診断可能**で，CTにPET/CTを加えることで感度・特異度ともに高くなることが報告されています[19]．ちなみに，子宮体癌取扱い規約第4版からTNM分類におけるリンパ節転移の記載が，N1（骨盤リンパ節転移），N2（傍大動脈リンパ節転移）と変わった点も覚えておくとよいでしょう（以前はいずれもN1だった）[17]．また，**鼠径リンパ節転移は遠隔転移に相当し，傍大動脈領域リンパ節転移より厳しい評価となる**ことも知っておきましょう．

専：本症例には手術が施行され，術前の予想通りⅠA期と診断されました．子宮体癌のステージングは原則的には手術進行期分類で行われますが，術前に推定される臨床進行期は子宮全摘の方法［単純子宮全摘／（準）広汎子宮全摘］やリンパ節郭清の範囲にも大きく影響するため，術前の画像情報は非常に重要です．その他，筋層浸潤に関しても，術前のMRIで筋層浸潤が最も深い部位を指摘してもらえると，術中病理でも重点的にそこを調べるので助かります．

表3　子宮体癌臨床進行期分類

> I期：癌が子宮体部に限局するもの
> 　　　IA期：癌が子宮筋層1/2未満のもの
> 　　　IB期：癌が子宮筋層1/2以上のもの
> II期：癌が頸部間質に浸潤するが，子宮を超えていないもの＊
> III期：癌が子宮外に広がるが，小骨盤腔を超えていないもの，または所属リンパ節へ広がるもの
> 　　　IIIA期：子宮漿膜ならびに/あるいは付属器を侵すもの
> 　　　IIIB期：腟ならびに/あるいは子宮傍組織へ広がるもの
> 　　　IIIC期：骨盤リンパ節ならびに/あるいは傍大動脈リンパ節転移のあるもの
> 　　　　　　IIIC1期：骨盤リンパ節転移陽性のもの
> 　　　　　　IIIC2期：骨盤リンパ節への転移の有無にかかわらず，傍大動脈リンパ節転移陽性のもの
> IV期：癌が小骨盤腔を超えているか，明らかに膀胱ならびに/あるいは腸粘膜を侵すもの，ならびに/あるいは遠隔転移のあるもの
> 　　　IVA期：膀胱ならびに/あるいは腸粘膜浸潤のあるもの
> 　　　IVB期：腹腔内ならびに/あるいは鼠径リンパ節転移を含む遠隔転移のあるもの

＊頸管腺浸潤のみはII期ではなくI期とする．
文献17より転載

表4　子宮体癌の進行期分類ごとのMRI所見と治療方針

病期	MRI所見	治療方針
IA	筋層浸潤なし	妊孕性温存考慮
	子宮筋層浸潤あり（1/2未満）	TAH＋BSO
IB	子宮筋層浸潤あり（1/2以上）	TAH＋BSO＋RPLND
II	stromal ring断裂	RH（or SRH）＋BSO＋RPLND
IIIA	体部筋層の全層性途絶＋漿膜断裂 付属器の腫瘤形成	子宮摘出術と可及的腫瘍減量術が可能であれば手術を考慮．腹腔外遠隔転移に対しては化学療法，放射線療法
IIIB	腟壁断裂，周囲脂肪識への突出・境界不整	
IIIC	IIIC1：骨盤内リンパ節腫大（≧1cm） IIIC2：傍大動脈リンパ節腫大（≧1cm）	
IVA	腫瘍による膀胱，直腸の筋層断裂	
IVB	遠隔転移，腹腔内播種，鼠径リンパ節転移	

TAH：腹式子宮全摘術（total abdominal hysterectomy），RH：広汎子宮全摘術（radical hysterectomy），SRH：準広汎子宮全摘術（semi-radical hysterectomy），BSO：両側付属器切除（bilateral salpingo-oophorectomy），RPLND：後腹膜リンパ節廓清（retroperitoneal lymph node dissection）．文献11より作成

若：なるほど．治療方針に直結するような読影ができるようがんばります．

第7章 婦人科領域（子宮・卵巣）の悪性腫瘍：鑑別診断のコツ

3 卵巣腫瘍の診断ポイント
～良性/悪性の鑑別を中心に～

LEVEL ★★★
良性/悪性の鑑別

症例1 40歳代女性．右付属器腫瘤の精査目的に骨盤MRIが撮影された．

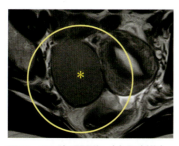

図1　T2強調画像（水平断像）

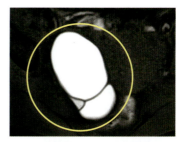

図2　脂肪抑制T1強調画像（水平断像）

放射線科医：本項では日常的に遭遇する卵巣腫瘍の画像診断におけるピットフォール，悪性を疑う所見などについてみていきます．まず本症例の所見はどうですか？

若手専攻医：右付属器領域に長径8cmの多房性嚢胞性腫瘤を認めます．内容はT2強調画像で低信号を呈し（図1：〇），脂肪抑制T1強調画像で高信号（図2：〇）を呈しています．子宮内膜症性嚢胞と考えます．

放：その通りですね．ここで子宮内膜症性嚢胞について整理しておきましょう．

子宮内膜症性嚢胞（endometrial cyst, chocolate cyst）

【概念】
・子宮外の子宮内膜が性周期に反応して出血を繰り返すことにより生じる卵巣腫瘤

【臨床症状】
・月経痛，月経時以外の下腹痛，腰痛，性交痛，排便痛，不妊など

【画像所見】
- 壁の厚い多房性嚢胞性腫瘤の形態を呈し，しばしば両側性に認められる．反復性出血，ヘモジデリン沈着，線維化などを反映して，T1強調画像にて高信号を呈する嚢胞の集簇像（multiplicity），T2強調画像にて嚢胞内の一部または全体が低信号（shading）を呈する[20]．
- 骨盤内の癒着を伴うことが多く，子宮の後屈・変形，後腟円蓋の挙上，卵巣・子宮間の脂肪識欠如，両側卵巣腫瘤の接触（kissing ovary），牽引に伴う臓器偏位，臓器間の線状・索状構造，不自然な分布の腹水などの癒着所見が併存しうる

【治療】
- 挙児希望に応じて経過観察，薬物療法，手術療法などが選択されるが，破裂・感染・悪性化の予防を目的とする場合は手術が施行される．T2強調画像にて低信号（shading）が高度な症例では，ホルモン療法への反応性が低いとされる[21]．

婦人科専門医：子宮内膜症性嚢胞は日常的に遭遇する疾患ですが，経腟超音波検査で他の腫瘤との鑑別が困難だったときにMRIをオーダーすることが多いですね．

放：T2強調画像での**低信号（shading）**とT1強調画像における**高信号嚢胞の集簇（multiplicity）**は確信度が非常に高く，組織型まで絞りこめる所見なのでぜひ覚えておきたいですね．

専：子宮内膜症性嚢胞はしばしば悪性転化することが知られていますが，どういった所見があったときに悪性転化を疑えばよいでしょうか．

放：それは非常に重要なポイントですよね．まずは次の症例を見てください．

症例2 40歳代女性．右卵巣腫瘍の精査目的に骨盤MRIが撮影された．

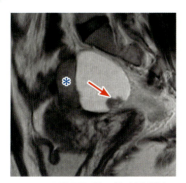

図3　T2強調画像（矢状断像）

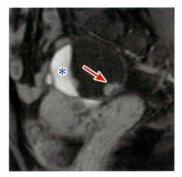

図4　Gd造影 脂肪抑制T1強調画像

若：右付属器領域に長径8cmの多房性嚢胞性腫瘍を認めます．腫瘍腹側の嚢胞内容物はT2強調画像で低信号（shading，図3：＊），T1強調画像で脂肪抑制を受けないT1高信号（図4：＊）を呈しています．以上より子宮内膜症性嚢胞がベースにあると考えられます．一方，T2強調画像で高信号を呈する背側部の嚢胞は，T2強調画像では軽度低信号を呈し（図3：➡），造影効果を伴う壁在結節（図4：➡）がみられます．以上より，子宮内膜症性嚢胞の悪性転化を疑います．

放：その通りです．よく読めていますね．以下，子宮内膜症性嚢胞の悪性転化についてまとめておきます．

子宮内膜症性嚢胞の悪性転化（malignant transformation of endometriosis）

- 悪性転化は内膜症性嚢胞の0.5〜1.0％にみられ，年齢の上昇とともに高率になる．40〜45歳以上，大きなサイズ（10cm以上）では発癌のリスクが高い[22]
- 転化後の組織型は明細胞腺癌と類内膜腺癌が多く，境界悪性に相当する内頸部型（ミュラー管型）境界悪性粘液性腫瘍（mullerian mucinous borderline tumor：MMBT）も発生する
- 嚢胞内容成分の信号変化（T1強調画像における高信号像の信号低下，T2強

調像における低信号［shading］の消失），造影される壁在結節の出現を認めた場合には悪性転化を疑う．囊胞内容成分の信号変化は，腫瘍細胞からの分泌液による囊胞内容の増量や希釈によるものとされる[23]．

若：子宮内膜症性囊胞の悪性転化のなかでも，明細胞腺癌，類内膜腺癌，MMBTを鑑別する方法はありませんか．

放：まずMMBTの特徴として，**壁在結節がT2強調画像にて著明な高信号を呈する**点があげられます．これは腫瘍細胞が産生する粘液や間質浮腫のためといわれています[24]．ただし，妊娠中におきる子宮内膜症性囊胞の脱落膜化でも類似した所見を呈することがあるので注意しましょう．その他，明細胞腺癌と類内膜腺癌の鑑別はしばしば困難ですが，**明細胞腺癌は壁在結節が偏在性に局在し，球形の結節を形成する**ことが多いのに対し，**類内膜腺癌は全周性にみられる充実成分が求心性に発育し，幅の狭い間隙を多数有する充実性腫瘤様の形態を呈しやすい**とされています[25]．したがって，本症例では明細胞腺癌が疑わしいことになります．

専：素晴らしいです．本症例には手術が施行されましたが，病理でも子宮内膜症性囊胞の悪性転化による明細胞腺癌と診断されました．これからは組織型も気にして読影してみます．

若：今回は悪性転化に絞った内容でしたが，悪性転化に限らず，卵巣腫瘍全般に悪性を疑う所見にはどのようなものがありますか．

放：悪性を示唆する所見として，**大きな腫瘍径（4cm以上），両側性，充実部を主体とする腫瘍，充実部に壊死を伴う腫瘍，囊胞性腫瘍で囊胞壁もしくは隔壁が3mm以上，乳頭状の壁在結節を伴う囊胞性腫瘍**などがあり，その他にも副所見として**腹水，腹腔内播種，リンパ節腫脹**があります[26, 27]．特に，充実部の壊死と囊胞性腫瘍の壁在結節は悪性をより強く疑う所見とされます．

専：拡散強調画像やダイナミック造影は悪性の判定に役立ちませんか．

放：拡散強調画像やダイナミック造影が良悪性の鑑別に有用とする報告は最近増えています．具体的には，**拡散強調画像では充実部の拡散制限，ダイナミック造影では充実部の多血性（早期濃染）は悪性度と相関する**といわれています[28, 29]．

若：逆に，良性を疑う所見というのはありますか．

放：**子宮内膜症性囊胞を示唆するT2強調画像でのshading，成熟囊胞性奇形腫を示唆する脂肪の存在，線維性腫瘍を示唆するT2強調画像における強い低信号を呈す

る充実部はいずれも良性を示唆する所見とされています[30]．内膜症性嚢胞に関しては説明した通りですので，奇形腫と線維性腫瘍について以下で確認していきましょう．

症例3 20歳代女性．左卵巣腫瘍の精査目的に骨盤MRIが撮影された．

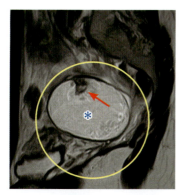

図5 T2強調画像（矢状断像）

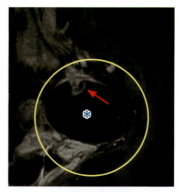

図6 Gd造影脂肪抑制T1強調画像（矢状断像）

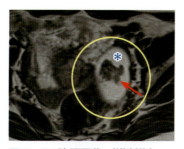

図7 T1強調画像（横断像）

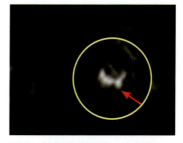

図8 拡散強調画像（横断像）

若：左付属器領域に60mm大の腫瘍性病変を認めます（図5〜8：◯）．内部はT1・T2強調画像ともに高信号（図5, 7：＊），脂肪抑制T1強調画像では低信号（図6：＊）を呈しています．脂肪抑制を受けていますので，脂肪の存在が示唆されます．以上より成熟嚢胞性奇形腫が疑われます．

専：うーん．奇形腫だとは思いますが，本症例ではT1・T2強調画像で低信号（図

5，7：➡），拡散強調画像で高信号（図8：➡）を呈する壁在結節が認められ，造影効果も伴っていますよね（図6：➡）．造影される壁在結節，つまり悪性を疑う所見がありますので，成熟嚢胞性奇形腫の悪性転化ではないでしょうか．

放：これはピットフォールといえますね．本症例における充実成分はRokitansky結節と考えられ，悪性を疑う所見ではないのです．**成熟嚢胞性奇形腫においては壁在結節の存在は必ずしも悪性を意味しないので注意が必要**ですね．ここで成熟嚢胞性奇形腫について整理しておきましょう．

成熟嚢胞性奇形腫（mature cystic teratoma）

【概念】
- 全卵巣腫瘍の20〜25％を占める良性腫瘍．若年女性に好発（平均30歳）．0.17〜2％で悪性転化し，閉経後，腫瘍径10cm以上では悪性転化のリスクが高い

【組織】
- 表皮・毛髪・皮質線などの外胚葉成分，気管および消化管粘膜上皮・甲状腺などの内胚葉成分，骨・軟骨などの中胚葉成分を含む杯細胞径腫瘍である．悪性転化した場合，組織型は扁平上皮癌が多く，腫瘍マーカー（SCC）の上昇を伴うことが多い

【臨床症状】
- 無症状が多いが，捻転（10％）や破裂（1％）による腹痛で発見されることがある

【画像所見】
- 単房性，片側性，大きさは5〜10cm程度の嚢胞性腫瘤として認められることが多く，CTやMRIで脂肪成分を検出することが診断のポイントとなる
- 三肺葉組織を含んだ充実性構造物であるRokitansky結節が嚢胞内に壁在結節として描出されることがある．Rokitansky結節はその表面に沿うように索状・リング状に造影効果が認められ，拡散強調画像にて高信号を呈する

若：壁在結節が良性 / 悪性の鑑別に使えないとなると，悪性転化の診断は難しいですね．

放：Rokitansky結節は辺縁に沿った造影効果を呈するのに対し，悪性の壁在結節では内部密な塊状の造影効果を認めるという特徴があります．その他にも，壁外

進展や接する臓器への直接浸潤を認めれば癌化と診断できます[31]．ただし，成熟嚢胞性奇形腫は悪性転化すると特に予後が不良になりますので，微妙な所見であっても悪性の可能性が否定できないのであれば確実に指摘しておいたほうがよいでしょう．

専：本症例には手術が施行され，やはり悪性所見は認められませんでした．成熟嚢胞性奇形腫に遭遇する機会は非常に多いので，バリエーションにも注意したいと思います．

放：それでは最後にもう一例いきましょう．

症例4　60歳代女性．右付属器領域腫瘤の精査目的に骨盤MRIが撮影された．

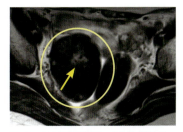
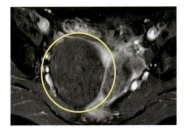

図9　T2強調画像（水平断像）　　図10　Gd造影脂肪抑制T1強調画像（水平断像）

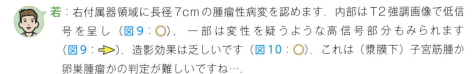若：右付属器領域に長径7cmの腫瘤性病変を認めます．内部はT2強調画像で低信号を呈し（図9：○），一部は変性を疑うような高信号部分もみられます（図9：⇒）．造影効果は乏しいです（図10：○）．これは（漿膜下）子宮筋腫か卵巣腫瘤かの判定が難しいですね….

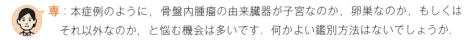専：本症例のように，骨盤内腫瘤の由来臓器が子宮なのか，卵巣なのか，もしくはそれ以外なのか，と悩む機会は多いです．何かよい鑑別方法はないでしょうか．

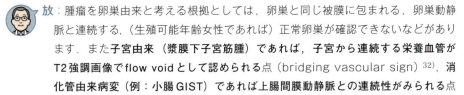放：腫瘤を卵巣由来と考える根拠としては，卵巣と同じ被膜に包まれる，卵巣動静脈と連続する，（生殖可能年齢女性であれば）正常卵巣が確認できないなどがあります．また**子宮由来（漿膜下子宮筋腫）であれば，子宮から連続する栄養血管がT2強調画像でflow voidとして認められる点**（bridging vascular sign）[32]，**消化管由来病変（例：小腸GIST）であれば上腸間膜動静脈との連続性がみられる点**

が鑑別に有用とされます．

若：本症例は生殖可能年齢ではありませんので，正常卵巣の有無による由来臓器の判定はできませんね．また，（非提示画像も含め）丹念に探しましたが卵巣動静脈ははっきり同定できず，子宮と腫瘤の間に明らかなflow voidも指摘できませんでした．うーん…やはり難しいですね．

放：卵巣動静脈はCTだと同定できることが多いですが，MRIだとしばしば不明瞭なことがありますからね．ところで，この病変が子宮由来だとしたら漿膜下筋腫と考えられるでしょうが，卵巣由来であればどういった病変が考えられますか．

若：先ほどの話にもありましたが，充実部がT2強調画像で強い低信号を呈しているので線維性腫瘍が示唆されます．そうなると，線維腫でしょうか．

放：その通りです．本症例には手術が施行され，卵巣由来の線維腫と診断されました．線維腫・莢膜細胞腫についてここでまとめておきましょう．

線維腫・莢膜細胞腫（fibroma, thecoma）

【疫学】
- 性索間質性腫瘍では最多．良性腫瘍で全卵巣腫瘍の5～6％を占める．多くは線維腫（4％）で莢膜細胞腫は比較的稀（1％）である

【組織】
- 線維芽細胞類似の細胞から構成されるものから，莢膜細胞に似た細胞が優位なものまでを幅広く含む一連の腫瘍群である．病理学的にも線維腫と莢膜細胞腫の線引きは難しいことが多く，線維莢膜細胞腫（fibrothecoma）と診断されることがある

【画像所見】[33)]
- 境界明瞭な充実性成分主体の腫瘍で，豊富な線維成分を反映してT2強調画像で明瞭な低信号を呈する．ダイナミック造影ではほとんど造影効果が認められないか，造影されても軽度で漸増性パターンを呈する
- 莢膜細胞腫の方が線維腫よりもT2強調画像で軽度高信号を呈する傾向にある．また，莢膜細胞腫は細胞内に脂質を含有するため，化学シフト画像で信号低下がみられることがある．その他，莢膜細胞腫はホルモン活性があるため，閉経後にもかかわらず子宮の腫大や内膜肥厚を伴うことがある
- 線維腫・莢膜細胞腫は造影効果に乏しいのに対し，子宮筋腫は通常多血性で早期から濃染されるので，造影パターンは両者の鑑別に役立つ

若：本腫瘍の造影効果は乏しいので，子宮筋腫よりも線維腫・莢膜細胞腫が疑われ，さらには内膜肥厚や子宮腫大などのホルモン活性を疑う所見もなく，T2強調画像での信号も明らかに低いので，莢膜細胞腫よりも線維腫が示唆されるわけですね．

放：その通りです．本症例のように**T2強調画像で強い低信号を呈し，造影効果が乏しい場合には，悪性の頻度が高い充実性腫瘍であっても，良性腫瘍である線維腫と診断することができます**．

専：線維腫・莢膜細胞腫以外では，Brenner腫瘍（移行上皮腫瘍）も線維成分に富んだ腫瘍だったと記憶していますが．

放：おっしゃる通りです．Brenner腫瘍もT2強調画像で低信号を呈するため，線維腫などとの鑑別が必要になります．Brenner腫瘍は，単独よりも粘液性腫瘍や成熟嚢胞性奇形腫と合併して存在しやすいこと（衝突腫瘍：collision tumor），均一で比較的強い造影効果を有すること，不定形（amorphous）な石灰化を伴うことなどが特徴的とされます[34]．

若：充実性腫瘍であっても，良性を示唆する代表的所見がそろっている場合には，良性としっかり診断できるようにしたいですね．

放：卵巣腫瘍の読影では，まず悪性を疑う所見がないかチェックしたうえで，良性を示唆する特徴的所見の有無を確認しましょう．卵巣腫瘍のなかでも遭遇する機会が多い組織型の腫瘍については，特に正確に診断できるようにしたいですね．

◆ 第7章の参考文献

1) Modesitt SC, et al：Risk of malignancy in unilocular ovarian cystic tumors less than 10 centimeters in diameter. Obstet Gynecol, 102：594-599, 2003
2) Patel MD, et al：Managing incidental findings on abdominal and pelvic CT and MRI, part 1: white paper of the ACR Incidental Findings Committee II on adnexal findings. J Am Coll Radiol, 10：675-681, 2013
3)「画像診断ガイドライン 2016年版 第2版」（日本医学放射線学会／編），金原出版，2016
4)「子宮頸癌取扱い規約 病理編 第4版」（日本産科婦人科学会，日本病理学会／編），金原出版，2017
5) Balleyguier C, et al：Staging of uterine cervical cancer with MRI: guidelines of the European Society of Urogenital Radiology. Eur Radiol, 21：1102-1110, 2011
6)「子宮頸癌治療ガイドライン 2017年版」（日本婦人科腫瘍学会），金原出版，2017
7) Yamashita Y, et al：Carcinoma of the cervix: dynamic MR imaging. Radiology, 182：643-648, 1992
8) Mitchell DG, et al：Early invasive cervical cancer: MRI and CT predictors of lymphatic metastases in the ACRIN 6651/GOG 183 intergroup study. Gynecol Oncol, 112：95-103, 2009
9) Choi HJ, et al：Diagnostic performance of computer tomography, magnetic resonance imaging, and positron emission tomography or positron emission tomography/computer tomography for detection of metastatic lymph nodes in patients with cervical cancer: meta-analysis. Cancer Sci, 101：1471-1479, 2010
10) Sakuragi N, et al：Prognostic significance of serous and clear cell adenocarcinoma in surgically staged endometrial carcinoma. Acta Obstet Gynecol Scand, 79：311-316, 2000

11)「子宮体がん治療ガイドライン 2013年版 第3版」(日本婦人科腫瘍学会/編), 金原出版, 2013
12) Scoutt LM, et al：Junctional zone of the uterus: correlation of MR imaging and histologic examination of hysterectomy specimens. Radiology, 179：403-407, 1991
13) Sala E, et al：Added value of dynamic contrast-enhanced magnetic resonance imaging in predicting advanced stage disease in patients with endometrial carcinoma. Int J Gynecol Cancer, 19：141-146, 2009
14) Lee YJ, et al：MR assessment of myometrial invasion in women with endometrial cancer: discrepancy between T2-weighted imaging and contrast-enhanced T1-weighted imaging. Abdom Radiol (NY), 41：127-135, 2016
15) Fujii S, et al：Subendometrial enhancement and peritumoral enhancement for assessing endometrial cancer on dynamic contrast enhanced MR imaging. Eur J Radiol, 84：581-589, 2015
16) Andreano A, et al：MR diffusion imaging for preoperative staging of myometrial invasion in patients with endometrial cancer: a systematic review and meta-analysis. Eur Radiol, 24：1327-1338, 2014
17)「子宮体癌取扱い規約 病理編 第4版」(日本産科婦人科学会, 日本病理学会/編), 金原出版, 2017
18) Manfredi R, et al：Local-regional staging of endometrial carcinoma: role of MR imaging in surgical planning. Radiology, 231：372-378, 2004
19) Atri M, et al：Utility of PET/CT to Evaluate Retroperitoneal Lymph Node Metastasis in High-Risk Endometrial Cancer: Results of ACRIN 6671/GOG 0233 Trial. Radiology, 283：450-459, 2017
20) Togashi K, et al：Endometrial cysts: diagnosis with MR imaging. Radiology, 180：73-78, 1991
21) Sugimura K, et al：MRI in predicting the response of ovarian endometriomas to hormone therapy. J Comput Assist Tomogr, 20：145-150, 1996
22) Kobayashi H, et al：Risk of developing ovarian cancer among women with ovarian endometrioma: a cohort study in Shizuoka, Japan. Int J Gynecol Cancer, 17：37-43, 2007
23) Tanaka YO, et al：MRI of endometriotic cysts in association with ovarian carcinoma. AJR Am J Roentgenol, 194：355-361, 2010
24) Kataoka M, et al：MR imaging of müllerian mucinous borderline tumors arising from endometriotic cysts. J Comput Assist Tomogr, 26：532-537, 2002
25) Manabe T, et al：Magnetic resonance imaging of endometrial cancer and clear cell cancer. J Comput Assist Tomogr, 31：229-235, 2007
26) Hricak H, et al：Complex adnexal masses: detection and characterization with MR imaging--multivariate analysis. Radiology, 214：39-46, 2000
27) Stevens SK, et al：Ovarian lesions: detection and characterization with gadolinium-enhanced MR imaging at 1.5 T. Radiology, 181：481-488, 1991
28) Thomassin-Naggara I, et al：Contribution of diffusion-weighted MR imaging for predicting benignity of complex adnexal masses. Eur Radiol, 19：1544-1552, 2009
29) Thomassin-Naggara I, et al：Characterization of complex adnexal masses: value of adding perfusion- and diffusion-weighted MR imaging to conventional MR imaging. Radiology, 258：793-803, 2011
30) Siegelman ES & Outwater EK：Tissue characterization in the female pelvis by means of MR imaging. Radiology, 212：5-18, 1999
31) Kido A, et al：Dermoid cysts of the ovary with malignant transformation: MR appearance. AJR Am J Roentgenol, 172：445-449, 1999
32) Torashima M, et al：The value of detection of flow voids between the uterus and the leiomyoma with MRI. J Magn Reson Imaging, 8：427-431, 1998
33) Troiano RN, et al：Fibroma and fibrothecoma of the ovary: MR imaging findings. Radiology, 204：795-798, 1997
34) Moon WJ, et al：Brenner tumor of the ovary: CT and MR findings. J Comput Assist Tomogr, 24：72-76, 2000

第8章

悪性リンパ腫の画像診断
典型的なサインやPETの有用性に関して

Summary

- 正常なリンパ節は1cm以下で，境界明瞭・楕円形をしている（参照 第8章-1）
- リンパ腫では融合傾向をもった高度なリンパ節腫大を呈するが，腫瘤内部の血管は保たれる（参照 第8章-1）
- FDGが集積するリンパ腫ではステージングと治療効果判定にFDG-PET/CTを用いる（参照 第8章-2）
- ステージングと治療効果判定にはLugano分類を用いる（参照 第8章-2）
- 結核性リンパ節炎では，リンパ節はリング状濃染を呈する（参照 第8章-3）
- サルコイドーシスは腹部病変（肝・脾臓など）をしばしば合併する．病変の広がりや活動性評価にはFDG-PETが有効（参照 第8章-3）

第8章 悪性リンパ腫の画像診断：典型的なサインやPETの有用性に関して

1 腹部の多発リンパ節腫脹
〜悪性リンパ腫を疑う所見とは？〜

LEVEL ★☆☆
癌を見逃さない

症例1 70歳代男性．腹痛と食欲低下の精査目的に腹部造影CTが撮影された．

放射線科医：所見はどうですか？

若手専攻医：腹腔動脈〜総肝動脈周囲（図1：〇）や腹部大動脈周囲（図2：〇），腸間膜などに多発するリンパ節腫脹がみられます．鑑別としては悪性リンパ腫，その他には消化器癌の転移などがあがると思います．

放：そうですね．指摘してくれたように転移も否定はできないものの，本症例では悪性リンパ腫を第一に疑ってよいでしょう．リンパ腫の特徴として，**内部は比較的均一，軽度の造影効果を伴う，融合傾向を認める**などがありますが[1]，いずれも本症例に合致していますね．また，リンパ腫の最大の特徴ともいえる，**既存の構造は保たれた状態で，その間を埋めるような発育形態**を呈していますね．

若：「既存の構造は保たれた状態」というのは具体的にはどういった画像所見を指しているのでしょうか．

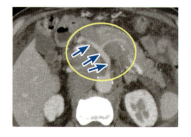

図1 造影CT（早期相：腹腔動脈レベル）

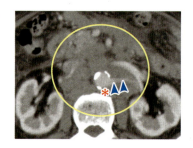

図2 造影CT（早期相：腎門部レベル）

放：本症例でいえば腹腔動脈〜総肝動脈（図1：➡）や左腎動脈（図2：▶）は周囲を腫瘤に挟まれているものの，閉塞することなく正常に走行しており，これらは"sandwich sign"[2] や"CT angiogram sign"とも呼ばれます．このように周囲の臓器への浸潤所見に乏しい発育形態はリンパ腫に比較的特徴的といえます．固形癌の転移が浸潤性に発育することが多いのと対照的ですね．

血液内科専門医：なるほど．大動脈周囲を腫瘍がとり囲むために大動脈が椎体から浮いてみえる所見（図2：＊）である"floating aorta"もリンパ腫に特徴的[1]なことは知っていましたが，これはリンパ腫の独特な発育形態を反映しているのですね．

放：その通りです．リンパ腫では小腸や大腸にも病変を形成することがしばしばありますが，リンパ腫では腸管壁肥厚が高度な場合でも**通過障害をきたすことが少ない**ことも知っておきましょう．基本的に，リンパ腫は固形癌に比べて"柔らかい腫瘍"とイメージするとよいと思います．

専：その他，リンパ腫の特徴として，**急速な増大経過，巨大腫瘤（bulky mass）を形成しうる点，空間的に離れたさまざまな部位に病変を呈する点**などもあげられますね．

> **重要！** **悪性リンパ腫におけるリンパ節腫大の特徴**
> - 内部均一で，軽度の造影増強効果を伴う（ただし治療後は壊死を生じうる）
> - 融合傾向をもった累々とした腫大
> - 既存構造の間を埋めるように発育する
>   例）血管への直接浸潤は乏しい：sandwich sign, CT angiogram sign, floating aorta
> - 空間的に離れた全身臓器に多発しうる．しばしば急速増大する

若：本症例では（高度な腫大があるなど）リンパ節に異常があることは明らかなのですが，日常診療においてもCTなどの画像診断で偶発的に腫大リンパ節に遭遇することがしばしばあります．その際，非特異的な腫大として放置してよいのか，そもそも本当にリンパ節なのかなどと悩むことも多いのですが，リンパ節の診断を行うときのポイントなどがあれば教えてください．

放：リンパ節の判定に関しては絶対的な基準があるとはいえず，なかなか難しいですが説明してみましょう．第一に「それが本当にリンパ節か」という点に関してですが，これはリンパ節の位置を覚えるのがまず大事です（**参照** 付録）．リンパ節は領域ごとに名前が付いており，腫脹しやすい部位もある程度決まっているので，リンパ節がもともとある部位に一致して結節状構造があれば，リンパ節の可能性は高くなります．また，リンパ管は基本的に血管と併走しているというのも重要です．実際，リンパ節の領域名に血管の名前が付いていることも多いですね．

若：なるほど．ではリンパ節であるとした場合，どのようなリンパ節であれば異常と判定できますか．

放：ポイントとなるのは**サイズ，形状，内部性状**です．まず，サイズに関してですが，よく使われる判定基準は**短径が1cm以上あれば腫大**と判定するものです．ただし，部位や想定する悪性腫瘍の種類によっても変わってくるので注意してください．

若：なるほど．次に形状に関してはどうですか．なんとなく辺縁不整であればよくなさそうですが…．

放：その通りです．正常なリンパ節は境界明瞭で楕円形をしています．**辺縁不整・周囲脂肪織濃度上昇**があれば，腫瘍の被膜外浸潤や炎症を疑います．また，楕円形でなく（縦横比が1に近い）**類円形**の場合は悪性腫瘍の転移であることが多いです．

若：ふむふむ．サイズ，形状ときて最後は内部性状ですね．

放：内部性状に関してですが，まず**リンパ門が保たれていれば良性**と判定できます．リンパ節はそら豆のような形をしていますが，典型的にはそのくびれた部分にみられる小さな脂肪成分である"fatty hilum"が確認できれば，たとえ腫大したリンパ節であっても反応性腫大（良性変化）と診断できます．もう一つは**内部の造影不良**ですね．これは内部壊死を反映していることが多いのですが，辺縁部の造影効果だけが保たれるため，リング状に見えたりします．この場合，リンパ節炎（結核性や化膿性）や癌の転移（特に頭頸部癌）を疑う必要があります．

> **重要！ リンパ節の正常・異常判定ポイント**
> - サイズ：最大短径1cm以上を腫大と判定する（注：部位により多少異なる）
> - 形状：正常なリンパ節は楕円形をしているが，リンパ節転移では類円形になることが多い．周囲との境界が不明瞭な場合は，炎症やリンパ節転移の被膜外浸潤を疑う
> - 内部性状：軽度腫大があっても，内部に脂肪成分（fatty hilum）があれば良性と判定する．内部造影不良（リング状濃染）を認めた場合は，リンパ節炎（結核性や化膿性）や転移（特に頭頸部癌）を疑う

若：なるほど．少しわかったような気がします．

放：前述のポイントを意識して読影を続ければ，しだいに苦手意識は払拭されると思いますよ．さて，次の項では悪性リンパ腫のステージングや治療効果判定について勉強しましょう．

第8章 悪性リンパ腫の画像診断：典型的なサインやPETの有用性に関して

2 悪性リンパ腫の ステージングと治療効果判定
～FDG-PET/CTを中心に～

LEVEL ★★★ いざ、ステージング

症例1 70歳代男性（第8章-1と同一症例）：腹部造影CTにて悪性リンパ腫が疑われたため、全身精査目的にFDG-PET/CTが撮影された．

若手専攻医：造影CTでも認められた腹部大動脈周囲や腸間膜の腫大リンパ節に一致した高度なFDG集積を認めます（図1：⭕、図2：⭕）．悪性リンパ腫に合致すると考えます．

血液内科専門医：私も同意見です．ところで、この病変のSUVmax（maximum standardized uptake value）はいくつだったのでしょうか．

放射線科医：傍大動脈領域の病変でSUVmaxは19.6と非常に高値でした．SUVはPET検査における薬剤の集積程度をあらわす定量的指標であり、**関心領域（ROI：region of interest）における最大のSUV値をSUVmax**と呼びます．SUVmax以外の指標もいろいろあるのですが、今のところSUVmaxが広く普及しているのでこちらがレポートに記載されているのが一般的かと思います．

若：SUVmaxに基準値のようなものはありますか．

放：SUVは機械や撮像条件によって値が変わってしまうという問題があり、カットオフ値のようなものは設定しづらいのですが、一般的には**SUVmax 2.5**を超える場合に有意な異常集積と判定します．当然ながら、悪性度の高い病変ではSUV値は大きくなります．

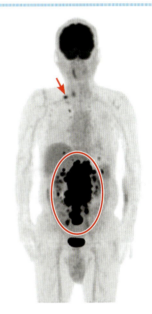

図1 PET（MIP画像）

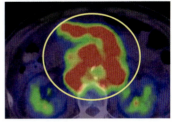

図2 PET/CT
第8章-1の図2と同レベル

表1 リンパ腫の組織型別FDG集積

	組織型	FDG陽性（％）	集積程度
ホジキン	ホジキンリンパ腫	97～100	高
B細胞性	びまん性大細胞型リンパ腫	97～100	高
	濾胞性リンパ腫	91～100	grade 3：高 grade 1,2：低～中
	マントル細胞リンパ腫	100	高度
	バーキットリンパ腫	100	高度
	MALTリンパ腫	54～81	無～高
	小リンパ球性リンパ腫	47～83	無～高
T細胞性	NK/T細胞リンパ腫	80	高
	末梢性T細胞リンパ腫	93	低～高
	未分化大細胞型リンパ腫	94～100	高
	菌状息肉腫	83～100	低
	Sezary病	100	低

文献3，7より作成

　リンパ腫でいえば，SUVmaxが10～15を超えるような場合では，びまん性大細胞型B細胞性リンパ腫（diffuse large B-cell lymphoma：DLBCL）であることが多いですね．本症例も生検によりDLBCLと診断されました．

専：たしかに，リンパ腫のタイプによってFDG集積の程度は違いますよね．

放：リンパ腫の組織型ごとのFDG集積の程度は表1を参照してください．FDGが集積するリンパ腫は"**FDG-avid lymphoma**"と呼ばれ，なかでもホジキンリンパ腫，DLBCL，濾胞性リンパ腫（follicular lymphoma：FL）ではFDG-PETの有用性が確立されています[3〜6]．逆にMALTリンパ腫や小リンパ球性リンパ腫などFDG-PETがしばしば陰性になるリンパ腫もあるので注意してください．

若：具体的にはFDG-PETはリンパ腫診療においてどう役立つのでしょうか．

専：一つにはステージング，もう一つは治療効果判定です．実際，治療効果判定目的のPET撮影が保険適応になっている悪性腫瘍は悪性リンパ腫だけですからね．

放：PETはCTよりも病変の検出感度が高く，FDGが集積するタイプのリンパ腫ではPET/CTをステージングに積極的に使用することが勧められています．具体的には肝臓や脾臓への浸潤はPETにより判定し，骨髄浸潤に関してもPETが陰性

表2 悪性リンパ腫の病期分類（Lugano/modified Ann Arbor分類）

病期	浸潤	節外病変（E）
限局期		
Ⅰ	1つのリンパ節，もしくは1領域（隣接リンパ節）にとどまる	リンパ節浸潤を伴わない単一の節外病変
Ⅱ	2領域以上に及ぶが，横隔膜の上下どちらかにとどまる	ステージⅠかⅡで，リンパ節から連続する限局性の節外病変
Ⅱ bulky	Ⅱに"bulky（かさばり）"病変を合併する	該当なし
進行期		
Ⅲ	横隔膜上下のリンパ節，もしくは横隔膜上リンパ節＋脾臓浸潤	該当なし
Ⅳ	非連続性の節外浸潤	該当なし

文献8より作成

であれば骨髄穿刺を省略してよいとされています[3]．

専：悪性リンパ腫のステージングには古くからAnn Arbor分類が使用されてきましたが，最近ではそのステージが治療選択上あまり重要でなくなってきたために，病変が限局期（limited：stage Ⅰ，Ⅱ，non-bulky）なのか，進行期（advanced：stage Ⅲ，Ⅳ）なのかという治療選択に影響を与える要素に重点を置いた分類（Lugano/modified Ann Arbor分類）（表2）が2013年にスイスのLugano（ルガーノ）で提唱され，以降はこの病期分類を使用することが推奨されています[8]．

> **重要！** 悪性リンパ腫病期分類（Lugano/modified Ann Arbor分類）[8]
> - FDGが集積するリンパ腫（FDG-avid lymphoma）ではPETによるステージングを行う．FDG集積がないリンパ腫ではCTを用いる
> - 扁桃，ワルダイエル咽頭輪，脾臓は節病変として扱う
> - 限局期（Ⅰ-Ⅱ期）と進行期（Ⅲ-Ⅳ）にわけて判定する．Ⅱ bulkyは，リンパ腫の組織型や予後因子によって限局期・進行期のいずれにもなりうる
> - Bulkyの定義は組織型によって異なり，ホジキンリンパ腫では≧10cm，DLBCLでは6～10cm，濾胞性リンパ腫では≧6cmが基準となる
> - 以前のAnn Arbor分類にあったB症状（発熱，盗汗，体重減少）の有無（ない場合はA[absence]と記載）は，ホジキンリンパ腫以外では用いないことになった

若：なるほど．本症例では右鎖骨下リンパ節にも集積（図1：➡）が認められますので，横隔膜上下の病変ということで病期分類は進行期（stage Ⅲ）ということになりますね．また，肝臓や脾臓，骨髄への集積は認められないので，これら臓器への浸潤はないと判定してよいわけですね．

放：その通りです．さて，ステージングの次に治療効果判定にいきましょう．本症例には化学療法（R-CHOP）が施行されました．治療終了時点での画像を図3，4に示します．所見はどうですか．

 症例2 70歳代男性（症例1と同一症例）：DLBCLに対する化学療法の治療効果判定目的に造影CTおよびFDG-PET/CTが撮影された．

若：治療後ということでリンパ腫は著明に縮小していますが，造影CTを参照すると傍大動脈領域に1cmに満たないリンパ節が複数個認められますね（図3：〇）．残存病変との鑑別はできるのでしょうか．

放：本症例はFDG-avid lymphomaなので，CTではなくPETによる治療効果判定が行われます．PETを参照すると，腹部傍大動脈領域に有意な集積は認められず（図4：〇），その他の異常集積もすべて消失していることがわかります［注：頸部右側に認められるスポット状集積（図5：➡）は甲状腺腫だった］．したがって，本例は complete metabolic response（CMR）と治療効果判定されます（表3）．

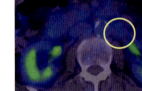

図3　造影CT
第8章-1の図2と同レベル

図4　FDG-PET/CT
第8章-1の図2と同レベル

若：CMR？　通常用いるCR（complete response：寛解）とは違うのでしょうか．

専：FDG集積は糖代謝を判定しているため，通常のCRにmetabolic（代謝）という意味合いを加えてCMRと呼ぶことになっています．FDGが集積しないタイプのリンパ腫ではCTによる判定になるため，通常通りCRという名称が用いられます．

表3　悪性リンパ腫のFDG-PET集積治療効果判定法（Lugano分類）

	PET/CT-based	CT-based
Complete response	CMR：Score 1, 2, or 3*	CR：標的病変の縮小 （最大横径≦ 1.5 cm）
Partial response	PMR：Score 4 or 5だが 集積低下あり	PR：縮小率≧ 50 % （標的病変6個の合計で評価）
No response or stable disease	NMR：Score 4 or 5で 集積変化なし	SD：縮小率＜50 % （標的病変6個の合計で評価）
Progressive disease	PMD：Score 4 or 5で 集積増加や新病変出現	PD：標的病変（短径×長径）の増大 新病変出現

＊Score3はprobable CMR．
CMR：complete metabolic response，CR：complete response，PMR：partial metabolic response，
PR：partial response，NMR：no metabolic response，SD：stable disease，PMD：progressive metabolic disease，PD：progressive disease．
文献8より作成

表4　FDG-PET集積に応じた治療効果の5段階評価法

Score	判定基準	
1	バックグラウンドより低集積	
2	縦隔以下の集積	CMR
3	縦隔より高いが肝臓以下の集積	
4	肝臓よりもやや高い集積	
5	肝臓よりもはるかに高い集積 and/or 新病変	
X	リンパ腫と関係ない集積出現	

文献8より作成

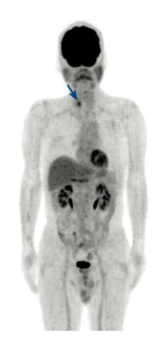

図5　FDG-PET（MIP画像）

放：FDG-PETによる治療効果判定に関しては，FDG集積の程度を視覚的にスコア化（0〜5点）して判定する方法（表4）が2009年にフランスのDeauville（ドーヴィル）で提唱され[9]，その後この方法が有用であることがいくつかのスタディにより証明されたため[10]，2014年に正式にLugano分類（表3）として治療効果判定に用いられることになりました[3]．先ほど登場した病期分類のLugano分類（表2）と同じ会議で決まったために名前は同じなのですが，**Lugano分類には病期分**

類と治療効果判定の2つがあることに注意しましょう．

> **重要！　リンパ腫治療効果判定のポイント**[3, 8]
> - FDG-avid lymphomaではPET/CTに基づいた判定基準を用いる（表3）．FDGが集積しないタイプのリンパ腫でのみCTに基づいた判定基準を用いる
> - ホジキンリンパ腫やDLBCLなどの高度にFDGが集積するタイプのリンパ腫では，治療前のFDG-PET/CTがなくても，PET/CTを用いた判定を行ってよい
> - 集積スコア3点は基本的にCMRと判定してよいが（表4），スタディによっては治療効果不十分として区分されることもある．例えば，治療のde-escalation（段階的縮小）を検討する際のPETでは，過小医療を避けるため，スコア3点でも治療効果不十分と判定することが推奨される

若：なるほど．視覚的評価により治療効果判定を行うわけですね．PETは定量的評価ができるところが強みかと思っていましたが，SUVなどの値を用いた治療効果判定は行わないのですか．

放：するどい質問だね．定量値（SUVmax）を用いた方が治療効果を正確に評価できるという報告[11]もあるものの，現時点では確立された方法とはいえないため，日常診療レベルでは前述の5段階評価（表4）を用いるのが妥当と考えられます．

専：治療終了後だけでなく，治療早期（目安は化学療法2クール終了後）におけるFDG-PETでの評価，いわゆるinterim PET（中間PET）も話題になっていますよね．中間PETで予後予測ができるのか[12〜14]，中間PET陽性例では治療を強化するという"response-adapted therapy"は有用なのか[15〜17]などがさかんに議論されていますね．今のところ，ホジキンリンパ腫では一定の有効性が証明されているようですね．

放：リンパ腫の診療に際してFDG-PETの果たす役割は大きく，正確なステージングや治療効果判定をすることで，**低リスク群では（過度な治療を回避できるため）長期的副作用の軽減，高リスク群では（治療を強化できるため）予後の改善が期待できます**．PETによるリンパ腫の評価を理解し，よりよい診療に繋げていきたいですね．

第8章 悪性リンパ腫の画像診断：典型的なサインやPETの有用性に関して

3 多発リンパ節腫大の鑑別
〜転移と悪性リンパ腫以外に考慮すべきは？〜

LEVEL ★★★
炎症/腫瘍の鑑別

症例1 20歳代女性．発熱，体重減少，慢性的な腹痛の精査目的に腹部造影CTが撮影された．

放射線科医：本項ではリンパ腫以外に全身の多発リンパ節腫大をきたしうる疾患について勉強していきましょう．さて，本症例の所見はどうですか．

若手専攻医：腹部大動脈周囲（図1：○）や膵頭後部（図1：→），腸間膜（図1：⇨）に多発するリンパ節腫大があります．境界は比較的明瞭で融合傾向には乏しいです．性状に関してですが，内部の造影不良があり，いわ

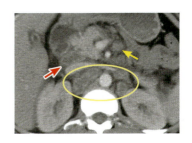

図1 造影CT（腎上極レベル）

ゆるリング状濃染を呈していると思います．第8章-1でリング状濃染をみた場合にはリンパ節炎（結核性や化膿性）や転移（特に頭頸部癌）を疑うということを教えてもらいましたが，腹部領域で化膿性リンパ節炎は考えにくいので，結核性リンパ節炎が疑わしいのではないでしょうか．

放：素晴らしい．正解です．本症例では胸部CTで肺結核の所見が認められ，喀痰塗抹・PCRでも結核が確認されました．ここで結核性リンパ節炎についてまとめておきましょう．

結核性リンパ節炎[18, 19]

- 腹部領域の結核では，結核性リンパ節炎の頻度が最も高い．肺外結核の20％に相当．腸結核や肝・脾結核，結核性腹膜炎などの腹部結核としばしば合併する
- 結核性リンパ節炎では軽度腫大したリンパ節が集簇するように認められ，造影CTでは典型的にはリング状濃染を呈する．**治療後は石灰化をきたしうる**
- 腹部領域では，上腹部傍大動脈領域，膵頭部周囲，腸間膜，大網に好発する

- リンパ腫との鑑別点として，形状（結核：融合傾向に乏しい，リンパ腫：融合傾向あり），内部性状（結核：リング状濃染，リンパ腫：比較的均一），部位（結核：上腹部主体，リンパ腫：上・下腹部ともに侵す）が重要

血液内科専門医：**結核性リンパ節炎は膵頭部周囲に多い**というのは一つのポイントですよね．CTを数多く見ていると膵頭部周囲や肝臓・脾臓に石灰化を認める症例が時々ありますが，これは陳旧性結核性リンパ節炎（リンパ節が石灰化したもの）を見ていたのですね．

放：膵頭部周囲に単発で病変が生じた場合には膵腫瘍などとの鑑別も難しくなりますので，結核も常に頭に置いておく必要がありますね．さて，次の症例に移りましょう．

症例2 50歳代女性．全身のリンパ節腫大の精査目的に造影CTとFDG-PET/CTが撮影された．

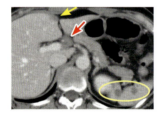
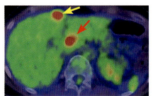
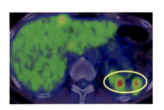

図2　造影CT（肝門部レベル）　　図3　FDG-PET/CT（肝門部レベル）　　図4　FDG-PET/CT（肝門部レベル）

若：造影CTでは肝門部に軽度腫大したリンパ節（図2：➡）を認めます．内部は比較的均一で，軽度の造影効果がみられます．また，肝S4（図2：⇨）や脾臓（図2：〇）に結節状の造影不良域が認められます．FDG-PET/CTでは肝門部リンパ節（図3：➡），肝臓（図3：⇨）・脾臓（図4：〇）の結節に一致して比較的強い集積が認められます．PETのMIP像では肝門部リンパ節（図5：➡）や肝臓（図5：⇨），脾臓（図5：〇）の病変に加え，頸部リンパ節（図5：〇）や縦隔・肺門リンパ節（図5：〇）にもFDG集積があります．悪性リンパ腫や結核も鑑別になるとは思いますが‥‥．診断は難しいですね．

専：肝S4病変ですが，この部位（S4肝円索裂近傍の肝被膜寄り）では門脈でなく体静脈（Sappey静脈）から直接血液が還流することがあるため，しばしば造影

不良（偽病変）となりますよね[20]．したがって，普段なら異常とはしないのですが，今回はFDG集積があるので異常ですね．これは紛らわしい…．

放：リンパ節だけから鑑別を絞るのは難しいですが，今回のポイントとなるのは肝臓や脾臓に低吸収結節を認める点，縦隔・肺門のリンパ節腫大およびFDG集積がある点です．本症例は，リンパ節生検による組織診にてサルコイドーシスと診断されました．

若：サルコイドーシス！サルコイドーシスといえば両側肺門リンパ節腫脹は国家試験で覚えましたが，腹部病変もきたすのですね．

放：サルコイドーシスは非乾酪性肉芽腫を特徴とする全身性多臓器疾患で，**脳・脊髄・肺・心臓・肝臓・脾臓・腎臓・膵臓・消化管・骨・筋・リンパ節など非常に多くの臓器に病変を呈することがあります**．ここですべてを説明するのは難しいので，今回はリンパ節と腹部病変に絞って解説します．

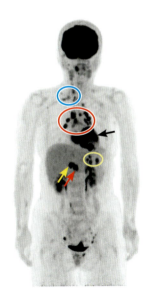

図5　PET MIP画像

サルコイドーシス（リンパ節，肝臓・脾臓病変）[21〜23]

【リンパ節】
- 特徴：正常〜1cmを少し超えるようなサイズの病変が多い．比較的孤立して存在することが多く，融合傾向には乏しい．壊死はなく比較的均一で，軽度〜中等度の造影効果を認める．石灰化は稀
- 胸部：右傍気管部，両側肺門部，大動脈下リンパ節を左右対称に侵すことが多い
- 腹部：肝門部，傍大動脈領域，肝胃間膜，腸間膜，骨盤内，後腹膜の順に好発

【腹部病変】
- 特徴：腹部病変による症状をきたすことは少ない．腹部病変のみで胸部病変が認められない症例が3割程度ある
- 肝臓：剖検例では50〜80％に肝病変が認められ，腹部サルコイドーシスの好発臓器．門脈周囲を主体に分布し，数mm〜数cm大の結節が多発する．結節は造影CTにて造影不良域として描出されるが，単純CTでは不明瞭なことも多い．肝腫大を呈することもある

> ・脾臓：剖検例では24〜59％に脾病変が認められる．造影CTで明瞭になる多発性の低吸収結節を呈する．肝病変と合併することが多い．脾腫はないか，あっても軽度のことが多く，悪性リンパ腫との鑑別に有効

若：うーん．リンパ節の特徴だけで診断することはなかなか難しいですが，その他の臓器所見と合わせれば診断できそうですね．本症例では肺野病変はなかったのですか．

放：肺野に異常はありませんでした．そういった症例はしばしばありますね．ところで，肺野以外に気になるところはありませんか．MIP像（図5）をよく見てください．

専：じつは最初から気になっていたのですが，心臓への集積（図5：→）が変じゃないですか．正常と思われる症例（第8章-2の図5）と比較してみると明らかですが，生理的集積とは異なるパターンを呈していますよね．心サルコイドーシスがあるのではないですか．

放：さすがですね．今回のPETは心サルコイドーシス用に長時間絶食をしていないので判定がやや難しいのですが，日程を改め長時間絶食下でFDG-PET/CTを撮影したところ，右室および左室心筋に異常集積が認められました．実際，本症例では既往に高度房室ブロックがあり，ペースメーカーの植込みもされています．これは心サルコイドーシスが原因と考えられますね．

若：心サルコイドーシスの評価のためのPETには**長時間絶食**が必要なのですか．

放：通常の6時間程度の絶食では心筋はまだブドウ糖代謝を利用していることが多く，脂肪酸代謝に切り替わる（すなわちFDGの生理的集積がなくなる）までには少なくとも18時間以上の絶食が必要とされています[24]．ただし，病院によってプロトコールが違うことも多いので，オーダー前に放射線科医や技師さんに相談してみましょう．

専：心病変を含め，サルコイドーシスの診断にPETは役立ちますよね．

放：FDG-PETはサルコイドーシス病変の広がりや活動性を評価するうえでたいへん有効です[25〜27]．CTでは異常を指摘できないリンパ節や肝臓・脾臓にも集積がみられることはしばしばありますし，その他の疾患との鑑別にも有効です．例えば，リンパ節病変に加えて心病変を合併していれば，サルコイドーシスの可能性は高くなります．

第8章-3 多発リンパ節腫大

若：リンパ節腫大だけによる鑑別が難しい場合は，他の臓器に特異的な異常所見がないかを確認することで診断に近づけるというわけですね．

放：その通りです．リンパ節腫脹をきたす疾患は多岐にわたりますが，「**病変の鑑別で悩んだら"SALT（ソルト）"の可能性がないか考えよう**」という教えも役立ちます．S（Sarcoidosis: サルコイドーシス），A（Amyloidosis：アミロイドーシス），L（Lymphoma: リンパ腫），T（Tuberculosis: 結核，Tumor：腫瘍）の頭文字をとってSALTというわけですが，いずれもリンパ節腫脹もきたしうる全身疾患なので，診断に迷ったときに思い出してみてください．

◆ 第8章の参考文献

1) Rajiah P, et al：Imaging of uncommon retroperitoneal masses. Radiographics, 31：949-976, 2011
2) Hardy SM：The sandwich sign. Radiology, 226：651-652, 2003
3) Barrington SF, et al：Role of imaging in the staging and response assessment of lymphoma: consensus of the International Conference on Malignant Lymphomas Imaging Working Group. J Clin Oncol, 32：3048-3058, 2014
4) Elstrom R, et al：Utility of FDG-PET scanning in lymphoma by WHO classification. Blood, 101：3875-3876, 2003
5) Tsukamoto N, et al：The usefulness of (18)F-fluorodeoxyglucose positron emission tomography ((18)F-FDG-PET) and a comparison of (18)F-FDG-pet with (67)gallium scintigraphy in the evaluation of lymphoma: relation to histologic subtypes based on the World Health Organization classification. Cancer, 110：652-659, 2007
6) Weiler-Sagie M, et al：(18)F-FDG avidity in lymphoma readdressed: a study of 766 patients. J Nucl Med, 51：25-30, 2010
7) Baba S, et al：Impact of FDG-PET/CT in the management of lymphoma. Ann Nucl Med, 25：701-716, 2011
8) Cheson BD, et al：Recommendations for initial evaluation, staging, and response assessment of Hodgkin and non-Hodgkin lymphoma: the Lugano classification. J Clin Oncol, 32：3059-3068, 2014
9) Meignan M, et al：Report on the First International Workshop on Interim-PET-Scan in Lymphoma. Leuk Lymphoma, 50：1257-1260, 2009
10) Biggi A, et al：International validation study for interim PET in ABVD-treated, advanced-stage hodgkin lymphoma: interpretation criteria and concordance rate among reviewers. J Nucl Med, 54：683-690, 2013
11) Rossi C, et al：Interim 18F-FDG PET SUVmax reduction is superior to visual analysis in predicting outcome early in Hodgkin lymphoma patients. J Nucl Med, 55：569-573, 2014
12) Gallamini A, et al：The predictive role of interim positron emission tomography for Hodgkin lymphoma treatment outcome is confirmed using the interpretation criteria of the Deauville five-point scale. Haematologica, 99：1107-1113, 2014
13) Safar V, et al：Interim [18F]fluorodeoxyglucose positron emission tomography scan in diffuse large B-cell lymphoma treated with anthracycline-based chemotherapy plus rituximab. J Clin Oncol, 30：184-190, 2012
14) Borchmann P, et al：Progression-free survival of early interim PET-positive patients with advanced stage Hodgkin's lymphoma treated with BEACOPPescalated alone or in combination with rituximab (HD18): an open-label, international, randomised phase 3 study by the German Hodgkin Study Group. Lancet Oncol, 18：454-463, 2017

15) Press OW, et al : US Intergroup Trial of Response-Adapted Therapy for Stage III to IV Hodgkin Lymphoma Using Early Interim Fluorodeoxyglucose-Positron Emission Tomography Imaging: Southwest Oncology Group S0816. J Clin Oncol, 34 : 2020-2027, 2016
16) Swinnen LJ, et al : Response-adapted therapy for aggressive non-Hodgkin's lymphomas based on early [18F] FDG-PET scanning: ECOG-ACRIN Cancer Research Group study (E3404). Br J Haematol, 170 : 56-65, 2015
17) Johnson P, et al : Adapted Treatment Guided by Interim PET-CT Scan in Advanced Hodgkin's Lymphoma. N Engl J Med, 374 : 2419-2429, 2016
18) Lee WK, et al : CT appearances of abdominal tuberculosis. Clin Radiol, 67 : 596-604, 2012
19) Hulnick DH, et al : Abdominal tuberculosis: CT evaluation. Radiology, 157 : 199-204, 1985
20) Yoshimitsu K, et al : Unusual hemodynamics and pseudolesions of the noncirrhotic liver at CT. Radiographics, 21 Spec No : S81-S96, 2001
21) Bein ME, et al : A reevaluation of intrathoracic lymphadenopathy in sarcoidosis. AJR Am J Roentgenol, 131 : 409-415, 1978
22) Koyama T, et al : Radiologic manifestations of sarcoidosis in various organs. Radiographics, 24 : 87-104, 2004
23) Warshauer DM & Lee JK : Imaging manifestations of abdominal sarcoidosis. AJR Am J Roentgenol, 182 : 15-28, 2004
24) Morooka M, et al : Long fasting is effective in inhibiting physiological myocardial 18F-FDG uptake and for evaluating active lesions of cardiac sarcoidosis. EJNMMI Res, 4 : 1, 2014
25) Mostard RL, et al : Inflammatory activity assessment by F18 FDG-PET/CT in persistent symptomatic sarcoidosis. Respir Med, 105 : 1917-1924, 2011
26) Sobic-Saranovic D, et al : FDG PET imaging in sarcoidosis. Semin Nucl Med, 43 : 404-411, 2013
27) Ohira H, et al : ^{18}F-Fluoro-2-deoxyglucose positron emission tomography in cardiac sarcoidosis. Eur J Nucl Med Mol Imaging, 38 : 1773-1783, 2011

付録
リンパ節アトラス

● 付録では頸部,胸部,腹部・骨盤部のリンパ節分類を,シェーマとCT画像を提示しながら解説しています.リンパ節の診断時に参照ください

付録　リンパ節アトラス

1 頸部リンパ節

　頸部リンパ節の分類には頭頸部癌取扱い規約[1]（日本頭頸部癌学会）とレベル分類[2]（American Joint Committee on Cancer：AJCC）が広く使用されており，本項では両者を対比して記載する．

①頭頸部癌：リンパ節の名称と部位

レベル分類	頭頸部癌取扱い規約	部位の規定
ⅠA	オトガイ下リンパ節	顎舌骨筋～舌骨レベル 左右の顎下腺後縁を結ぶ線より前方に位置 ⅠA：左右の顎二腹筋前腹の間に存在 ⅠB：左右の顎二腹筋前腹内縁と下顎骨の間に存在
ⅠB	顎下リンパ節	
ⅡA	上内深頸リンパ節	頭蓋底～舌骨体部下縁レベル 左右の顎下腺後縁を結ぶ線の後方，左右の胸鎖乳突筋後縁を結ぶ線の前方，胸鎖乳突筋の内側に位置 ⅡA：内頸静脈の前，外側，内側あるいは静脈に接して後方に存在 ⅡB：内頸静脈の後方で離れて存在し，内頸静脈との間に脂肪層を含む
ⅡB	副神経リンパ節（最上部）	
Ⅲ	中内深頸リンパ節	舌骨体部下縁～輪状軟骨下縁レベル 左右の胸鎖乳突筋後縁を結ぶ線の前方，胸鎖乳突筋の内側，内頸動脈あるいは総頸動脈の内側縁の外側に位置
Ⅳ	下内深頸リンパ節	輪状軟骨下縁～鎖骨レベル 胸鎖乳突筋後縁と前斜角筋後縁を結ぶ斜線の前内側，総頸動脈内側縁より外側，胸鎖乳頭筋より内側に位置
ⅤA	副神経リンパ節（上部）	頭蓋底～鎖骨レベル［頭蓋底～輪状軟骨下縁（ⅤA），輪状軟骨下縁～鎖骨（ⅤB）］左右の僧帽筋前縁を結ぶ線の前方に位置 ⅤA：胸鎖乳突筋後縁の後方に存在 ⅤB：胸鎖乳突筋後縁と前斜角筋後縁を結ぶ斜線の後外側に存在
ⅤB	副神経リンパ節（下部）	
Ⅵ	前頸部リンパ節	舌骨体部下縁～胸骨柄上縁レベル 内頸動脈および総頸動脈の内側縁の間に位置

文献1，2より作成

②頸部リンパ節レベル分類のシェーマ

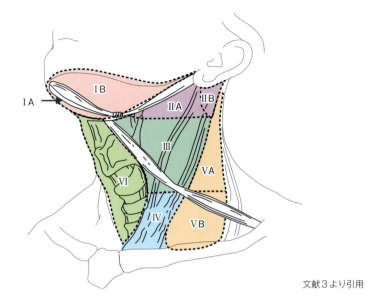

文献3より引用

③頭頸部癌：リンパ節部位 CT 横断像

［基準線］
①左右の顎下腺後縁を結ぶ線
②左右の胸鎖乳突筋後縁を結ぶ線
③左右の僧帽筋前縁を結ぶ線
④内頸動脈あるいは総頸動脈の内側縁
⑤胸鎖乳突筋後縁と前斜角筋後縁を結ぶ斜線

［略語］
asm：前斜角筋（anterior scalene muscle），dm：顎二腹筋（digastric muscle），sg：顎下腺（submandibular gland），sm：胸鎖乳突筋（sternocleidomastoid muscle），tr：僧帽筋（trapezius muscle）

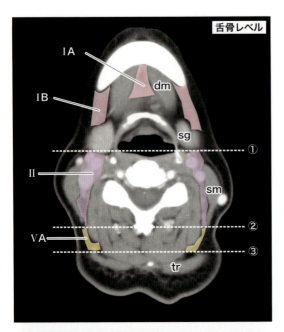

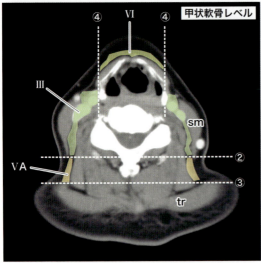

158　癌の画像診断、重要所見を見逃さない

付録-1 頸部リンパ節

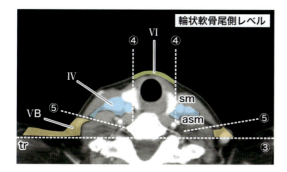

付録　リンパ節アトラス

2 胸部リンパ節（肺癌）

①肺癌：リンパ節部位のシェーマ

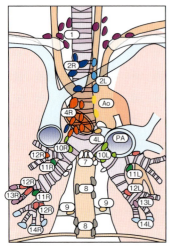

鎖骨上窩リンパ節	#1R, 1L	鎖骨上窩リンパ節	●

	#2R	右上部気管傍リンパ節	●
	#2L	左上部気管傍リンパ節	●
上縦隔リンパ節	#3a	血管前リンパ節	●
	#3p	気管後リンパ節	●
	#4R	右下部気管傍リンパ節	●
	#4L	左下部気管傍リンパ節	●

大動脈リンパ節	#5	大動脈下リンパ節	●
	#6	大動脈傍リンパ節	●

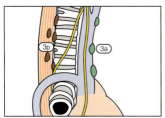

	#7	気管分岐下リンパ節	○
下縦隔リンパ節	#8	食道傍リンパ節	●
	#9	肺靱帯リンパ節	●

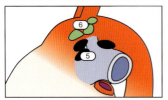

肺門リンパ節	#10	主気管支周囲リンパ節	●
	#11	葉気管支間リンパ節	●
肺内リンパ節	#12	葉気管支周囲リンパ節	●
	#13	区域気管支周囲リンパ節	●
	#14	亜区域気管支周囲リンパ節	●

文献4より転載

②肺癌：リンパ節の名称と部位

略語	大分類	小分類 (リンパ節部位の命名)	リンパ節の部位の規定 (以下の領域に存在するリンパ節を指す)
#1R #1L	鎖骨上窩リンパ節	鎖骨上窩リンパ節	上縁：気管輪状軟骨下縁 下縁：左右鎖骨および正中では胸骨柄上縁 右側：#1R，左側：#1L（左右は正中線で分ける）
#2R	上縦隔リンパ節	右上部気管傍リンパ節	上縁：右肺尖，胸膜頂および正中では胸骨柄上縁 下縁：気管と左腕頭静脈尾側縁の交点，左側縁：気管左側縁
#2L		左上部気管傍リンパ節	上縁：左肺尖，胸膜頂および正中では胸骨柄上縁 下縁：大動脈弓上縁，右側縁：気管左側縁
#3a		血管前リンパ節	上縁：胸膜頂，下縁：気管分岐部，前縁：胸骨後面 後縁：右側は上大静脈前縁，左側は左総頸動脈
#3p		気管後リンパ節	上縁：胸膜頂 下縁：気管分岐部までの気管後壁より後ろに位置するリンパ節
#4R		右下部気管傍リンパ節	右側気管傍および気管前に存在するリンパ節 上縁：気管と左腕頭静脈尾側縁の交点 下縁：奇静脈弓尾側縁，左縁：気管左側縁
#4L		左下部気管傍リンパ節	気管左側縁と動脈管索の間に存在するリンパ節 上縁：大動脈弓上縁，下縁：左主肺動脈の上内側周囲縁 右側縁：気管左側縁，左側縁：動脈管索
#5	大動脈リンパ節	大動脈下リンパ節	動脈管索の外側に存在するリンパ節 上縁：大動脈弓下縁，下縁：左主肺動脈の上外側周囲縁
#6		大動脈傍リンパ節	上行大動脈，大動脈弓の前方および外側に存在するリンパ節 上縁：大動脈弓上縁の接線レベル，下縁：大動脈弓下縁
#7	下縦隔リンパ節	気管分岐下リンパ節	気管分岐部と左右気管支に囲まれた領域のリンパ節 上縁：気管分岐部 下縁：右側は中間気管支幹下縁，左側は左下葉気管支の上縁
#8		食道傍リンパ節	食道に接して存在するリンパ節（気管分岐部リンパ節を除く） 上縁：右側は中間気管支幹下縁，左側は左下葉気管支の上縁 下縁：横隔膜
#9		肺靱帯リンパ節	肺靱帯内にあるリンパ節 上縁：下肺静脈，下縁：横隔膜
#10	肺門リンパ節	主気管支周囲リンパ節	主気管支の周囲および主肺動脈，肺静脈中枢側周囲に存在するリンパ節 上縁：右側は奇静脈下縁，左側は左主肺動脈上側周囲縁 下縁：左右葉間
#11		葉気管支間リンパ節	葉気管支間に存在するリンパ節 上中葉間リンパ節（#11s）：右上葉気管支と中間気管支幹との間のリンパ節 中下葉間リンパ節（#11i）：中下葉支との間のリンパ節
#12	肺内リンパ節	葉気管支周囲リンパ節	葉気管支周囲に存在するリンパ節
#13		区域気管支周囲リンパ節	区域気管支周囲に存在するリンパ節
#14		亜区域気管支周囲リンパ節	亜区域気管支周囲またはさらに末梢の気管支周囲に存在するリンパ節

文献4より転載

③肺癌：リンパ節部位 CT 横断像

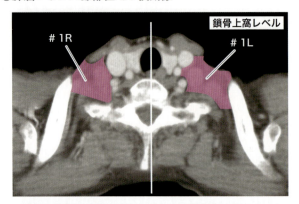

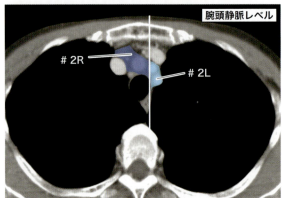

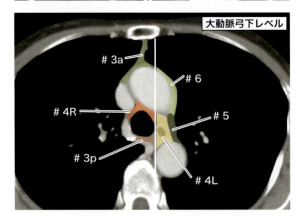

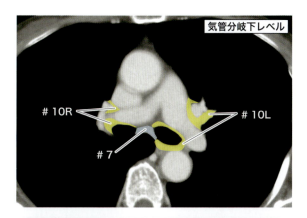

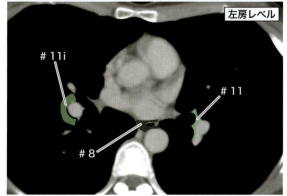

付録　リンパ節アトラス

3 胸部リンパ節（食道癌）

①食道癌：リンパ節部位のシェーマ

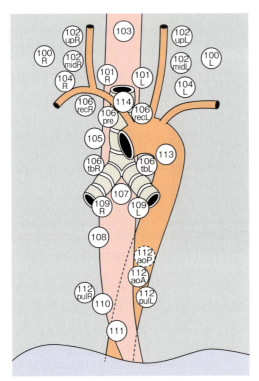

文献5より転載

②食道癌：リンパ節の名称と部位

大分類	番号	名称	部位の規定
頸部リンパ節	100	頸部の浅在性リンパ節	浅頸リンパ節（100spf），顎下リンパ節（100sm），頸部気管前リンパ節（100tr），副神経リンパ節（100ac）に細分化される
	101	頸部食道傍リンパ節	頸部食道周囲に存在し，総頸動脈の内側に位置するリンパ節
	102	深頸リンパ節	内頸動脈，総頸動脈の周囲に位置するリンパ節 上深頸リンパ節（102up），中深頸リンパ節（102mid）に細分化される
	103	咽頭周囲リンパ節	咽頭後リンパ節と咽頭傍リンパ節を含むリンパ節
	104	鎖骨上リンパ節	鎖骨上窩に存在するリンパ節（頭頸部癌における下深頸リンパ節を含む）
胸部リンパ節	105	胸部上部食道傍リンパ節	胸部上部食道の周囲に存在するリンパ節 上縁は頸胸境界（左右の鎖骨下動脈上縁と胸骨上縁を結ぶ線）とする
	106	胸部気管リンパ節	胸部気管の前面および両側壁に接して存在するリンパ節（小区分あり） 反回神経リンパ節（106rec）：胸部の反回神経に沿って存在するリンパ節 気管前リンパ節（106pre）：胸部気管の前面に接して存在するリンパ節 気管気管支リンパ節（106tb）：気管気管支角に存在するリンパ節
	107	気管分岐部リンパ節	気管分岐下に接して存在するリンパ節
	108	胸部中部食道傍リンパ節	胸部中部食道の周囲に存在するリンパ節
	109	主気管支下リンパ節	主気管支の尾側に存在するリンパ節（内側は#107，外側は肺と接する）
	110	胸部下部食道傍リンパ節	胸部下部食道の周囲に存在するリンパ節
	111	横隔上リンパ節	横隔膜，心囊，食道に囲まれる領域内のリンパ節
	112	後縦隔リンパ節	下行大動脈，下肺静脈，心囊に囲まれる領域内のリンパ節（小区分あり） 腹側胸部大動脈周囲リンパ節（112aoA）：下行大動脈周囲（食道側）に位置 背側胸部大動脈周囲リンパ節（112aoP）：下行大動脈周囲（食道対側）に位置 肺間膜リンパ節（112pul）：肺間膜内に位置
	113	動脈管索リンパ節	動脈管索の左側に存在するリンパ節
	114	前縦隔リンパ節	上大静脈の前方に存在するリンパ節

文献5より作成

③食道癌：リンパ節部位のシェーマ（横断像）

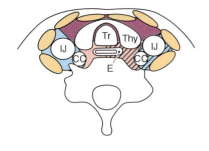

[頸部]

No.100		Tr：気管
No.101R		Thy：甲状腺
No.101L		IJ：内頸静脈
No.104R		CC：総頸動脈
No.104L		E：食道
muscle		

[上縦隔最上部（頸胸境界部）レベル]

No.105		St：胸骨
No.106recR		Cl：鎖骨
No.106recL		SC：鎖骨下動脈
No.106pre		L：肺

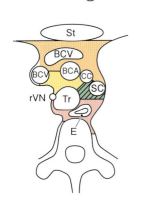

[上縦隔上部レベル]

No.105		
No.106recL		BCV：腕頭静脈
No.106pre		BCA：腕頭動脈
No.114		rVN：右迷走神経

文献5より転載

付録−3 胸部リンパ節（食道癌）

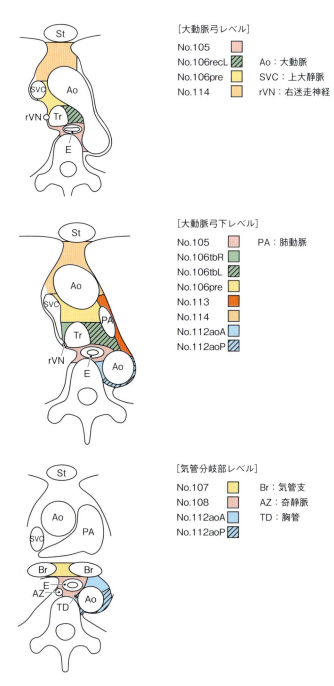

文献5より転載

167

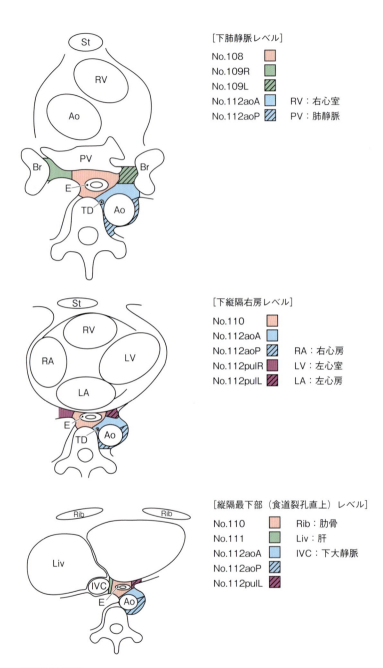

文献5より転載

付録-3 胸部リンパ節（食道癌）

④食道癌：リンパ節部位（CT横断像）

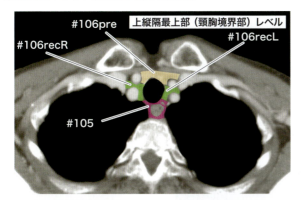

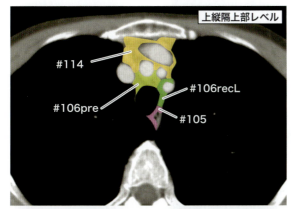

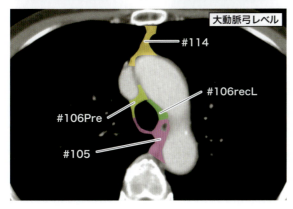

169

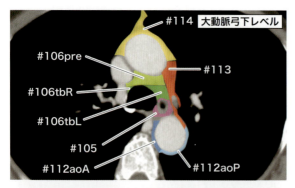

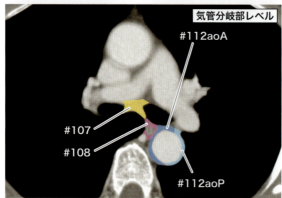

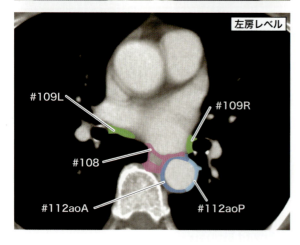

付録-3 胸部リンパ節（食道癌）

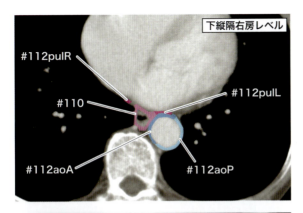

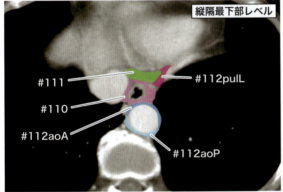

付録　リンパ節アトラス

4 腹部リンパ節

①腹部リンパ節部位のシェーマ

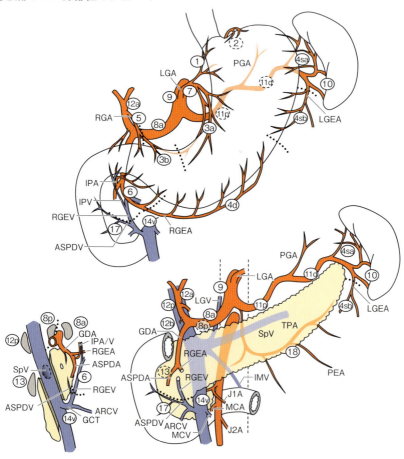

文献6より転載．図中の略語の説明は次ページ参照

ARCV	:	accessory right colic vein（副右結腸静脈）
ASPDA	:	anterior superior pancreaticoduodenal artery（前上膵十二指腸動脈）
ASPDV	:	anterior superior pancreaticoduodenal vein（前上膵十二指腸静脈）
CHA	:	common hepatic artery（総肝動脈）
GCT	:	gastrocolic trunk（胃結腸幹）
GDA	:	gastroduodenal artery（胃十二指腸動脈）
IMV	:	inferior mesenteric vein（下腸間膜静脈）
IPA	:	infrapyloric artery（幽門下動脈）
IPV	:	infrapyloric vein（幽門下静脈）
JA	:	jejunal artery（空腸動脈）
JV	:	jejunal vein（空腸静脈）
LGA	:	left gastric artery（左胃動脈）
LGEA	:	left gastroepiploic artery（左胃大網動脈）
LGV	:	left gastric vein（左胃静脈）
LIPA	:	left inferior phrenic artery（左下横隔動脈）
MCA	:	middle colic artery（中結腸動脈）
MCV	:	middle colic vein（中結腸静脈）
PEA	:	posterior epiploic artery（後大網動脈）
PGA	:	posterior gastric artery（後胃動脈）
PV	:	portal vein（門脈）
RCA	:	right colic artery（右結腸動脈）
RCV	:	right colic vein（右結腸静脈）
RGA	:	right gastric artery（右胃動脈）
RGEA	:	right gastroepiploic artery（右胃大網動脈）
RGEV	:	right gastroepiploic vein（右胃大網静脈）
SGA	:	short gastric artery（短胃動脈）
SMV	:	superior mesenteric vein（上腸間膜静脈）
SpV	:	splenic vein（脾静脈）
TPA	:	transverse pancreatic artery（横行膵動脈）

②腹部リンパ節の名称と部位

番号	名称	部位の規定
1	右噴門リンパ節	穹隆部レベル右側に存在する胃周囲リンパ節
2	左噴門リンパ節	穹隆部レベル左側に存在する胃周囲リンパ節
3	小弯リンパ節	胃体部～胃前庭部レベルの小弯側に位置するリンパ節 食道癌・胃癌では，左胃動脈に沿う3aと右胃動脈に沿う3bに区分される
4	大弯リンパ節	胃体部～胃前庭部レベルの大弯側に位置するリンパ節 食道癌・胃癌では，短胃動脈に沿う4sa，左胃大網動脈に沿う4sb，右胃大網動脈に沿う4dに細分化される
5	幽門上リンパ節	幽門部上方（小弯側）に位置するリンパ節
6	幽門下リンパ節	幽門部下部に位置するリンパ節
7	左胃動脈幹リンパ節	左胃動脈幹に沿うリンパ節
8	総肝動脈幹リンパ節	総肝動脈幹に沿うリンパ節 食道癌・胆道癌・膵癌・胃癌では，総肝動脈の前上部に存在する8a，総肝動脈の後部に存在する8pに区分される
9	腹腔動脈周囲リンパ節	腹腔動脈起始部周囲のリンパ節
10	脾門リンパ節	脾門部に位置するリンパ節．脾動脈幹リンパ節との境界は膵尾部末端
11	脾動脈幹リンパ節	脾動脈幹に沿うリンパ節 食道癌・胃癌・膵癌では，後胃動脈を境に近位（11p）と遠位（11d）に区分される
12	肝十二指腸間膜内リンパ節	肝十二指腸間膜（肝動脈，門脈，総胆管が走行）の内部に存在するリンパ節 肝動脈に沿う12a，胆管に沿う12b，門脈に沿う12p，胆嚢管に沿う12cに細分化される
13	膵頭後部リンパ節	膵頭部後面に付着するリンパ節 胆道癌・膵癌ではVater乳頭部の高さを目安に上下（13a/13b）に区分される
14	上腸間膜リンパ節	腸間膜動静脈周囲にあるリンパ節群 食道癌・胃癌では上腸間膜動脈に沿う14a，上腸間膜静脈に沿う14v 胆道癌・膵癌では上腸間膜動脈の近位/遠位 で14p/14dと区分される
15	中結腸動脈周囲リンパ節	中結腸動脈（上腸間膜動脈の分枝で横行結腸を栄養）に沿うリンパ節
16	大動脈周囲リンパ節	腹部大動脈周囲のリンパ節．頭尾方向の高さによって4つに細分化される 16a1：大動脈裂孔内（横隔膜の内側脚を取り巻く約4～5 cm幅）のリンパ節 16a2：腹腔動脈根部周辺から左腎静脈下縁の高さのリンパ節 16b1：左腎静脈下縁から下腸間膜動脈根部までのリンパ節 16b2：下腸間膜根部から大動脈分岐部の高さまでのリンパ節
17	膵頭前部リンパ節	膵頭部前面に付着するリンパ節 胆道癌・膵癌ではVater乳頭部の高さを目安に上下（17a/17b）に区分される
18	下膵リンパ節	膵体尾部下縁にあるリンパ節
19	横隔膜下リンパ節	横隔膜の腹腔面に隣接するリンパ節
20	食道裂孔部リンパ節	食道裂孔周囲に位置するリンパ節

文献6～9より作成

③腹部リンパ節部位（CT横断像）

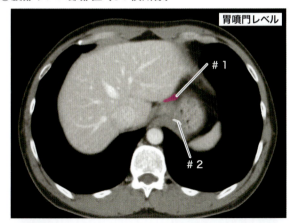

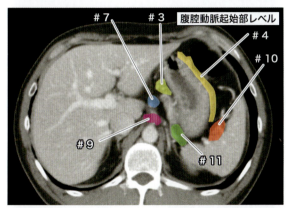

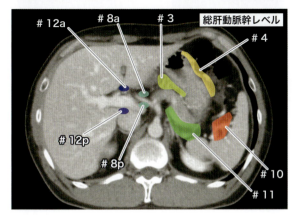

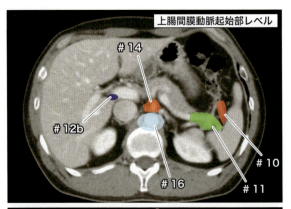

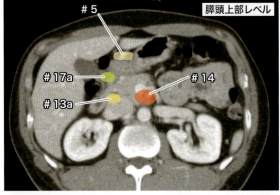

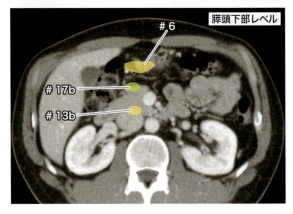

176　癌の画像診断、重要所見を見逃さない

④大腸癌：腹部・骨盤内リンパ節部位のシェーマ

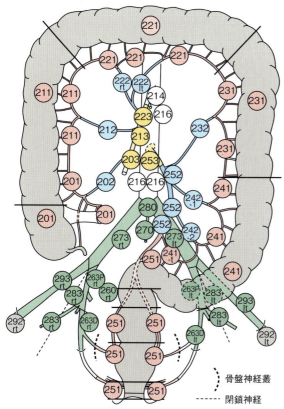

文献10より転載

⑤大腸癌のリンパ節の分類とリンパ節の名称（リンパ節番号）

	上腸間膜動脈系	下腸間膜動脈系	腸骨動脈系
腸管傍リンパ節	腸管壁近傍のリンパ節および辺縁動脈に沿うリンパ節 ・結腸傍リンパ節（201，211，221）	腸管壁近傍のリンパ節および辺縁動脈に沿うリンパ節，および最下S状結腸動脈に沿うリンパ節 ・結腸傍リンパ節（231，241：241-1，241-2，241-t） 上直腸動脈に沿うリンパ節 ・直腸傍リンパ節（251）	中直腸動脈に沿い骨盤神経内側のリンパ節 ・直腸傍リンパ節（251）

（次ページに続く）

(前ページより続き)

中間リンパ節	回結腸，右結腸，中結腸動脈に沿うリンパ節 ・回結腸リンパ節（202） ・右結腸リンパ節（212） ・中結腸リンパ節右枝（222-rt） ・中結腸リンパ節左枝（222-lt）	左結腸，S状結腸動脈および左結腸動脈起始部から最下S状結腸動脈起始部までの下腸間膜動脈に沿うリンパ節 ・左結腸リンパ節（232） ・S状結腸リンパ節（242：242-1，242-2） ・下腸間膜幹リンパ節（252）	
主リンパ節	回結腸，右結腸，中結腸動脈起始部のリンパ節 ・回結腸根リンパ節（203） ・右結腸根リンパ節（213） ・中結腸根リンパ節（223）	下腸間膜動脈起始部から左結腸動脈起始部までの下腸間膜動脈に沿うリンパ節 ・下腸間膜根リンパ節（253）	
側方リンパ節			内腸骨動脈に沿うリンパ節および閉鎖神経と閉鎖動脈周囲のリンパ節 ・内腸骨中枢リンパ節（263P） ・内腸骨末梢リンパ節（263D） ・閉鎖リンパ節（283） 総腸骨動脈，外腸骨動脈および正中仙骨動脈に沿うリンパ節 ・総腸骨リンパ節（273） ・外腸骨リンパ節（293） ・外側仙骨リンパ節（260） ・正中仙骨リンパ節（270） ・大動脈分岐部リンパ節（280）
下方リンパ節			・鼠径リンパ節（292）
主リンパ節より中枢のリンパ節	上腸間膜動脈起始部のリンパ節および大動脈静脈に沿うリンパ節 ・上腸間膜根リンパ節（214） ・大動脈周囲リンパ節（216）	大動静脈に沿うリンパ節 ・大動脈周囲リンパ節（216）	
その他のリンパ節	・幽門下リンパ節（206） ・胃大網リンパ節（204） ・脾門リンパ節（210）		

注1：S状結腸動脈は第一枝，第二枝，最下動脈を区別し，腸管傍リンパ節は241-1，242-2，241-t，中間リンパ節は242-1，242-2の別を記載する
注2：腸骨動脈系のリンパ節は左右の別（右側＝rt，左側＝lt）を記載する．例：右内腸骨末梢リンパ節　rt263D
注3：肛門管癌では下方リンパ流域にある292を中間リンパ節として判定する
文献10より転載

付録　リンパ節アトラス

5 骨盤内リンパ節

①骨盤内リンパ節の名称と部位

名称	部位の規定
大動脈分岐部リンパ節	腹部大動脈分岐部直下に位置するリンパ節
総腸骨リンパ節	総腸骨動脈に沿うリンパ節
外腸骨リンパ節	外腸骨動脈に沿うリンパ節
内腸骨リンパ節	内腸骨動脈に沿うリンパ節
閉鎖リンパ節	閉鎖動脈（内腸骨動脈から分岐し閉鎖孔に至る）に沿うリンパ節
大腿上（鼠径上）リンパ節	外腸骨動静脈に沿い，最下端で大腿輪に接するリンパ節
正中仙骨リンパ節	正中仙骨動脈に沿うリンパ節
外側仙骨リンパ節	外側仙骨動脈（内腸骨動脈より分岐し仙骨孔に至る）に沿うリンパ節
基靱帯リンパ節	基靱帯（子宮頸部側壁と骨盤側壁を結ぶ靱帯）に沿うリンパ節
直腸傍リンパ節	直腸固有筋膜内のリンパ節

②骨盤内リンパ節部位のシェーマ

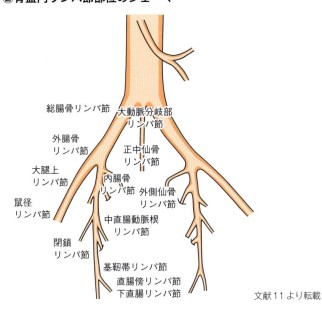

文献11より転載

③骨盤内リンパ節部位（CT横断像）

[略語]

CI：総腸骨リンパ節, EI：外腸骨リンパ節, II：内腸骨リンパ節, LS：外側仙骨リンパ節, MS：正中仙骨リンパ節, Ob：閉鎖リンパ節, SF：大腿上リンパ節, sAo：大動脈下リンパ節, pRe：直腸傍リンパ節

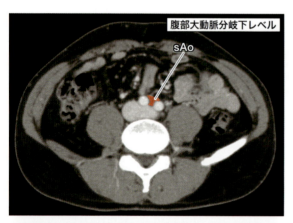

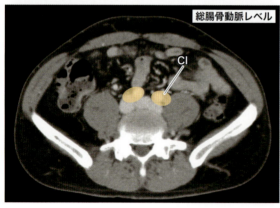

付録-5 骨盤内リンパ節

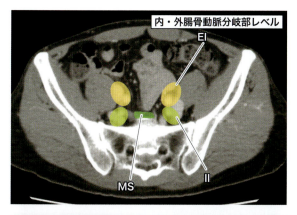

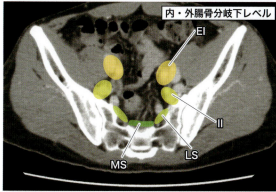

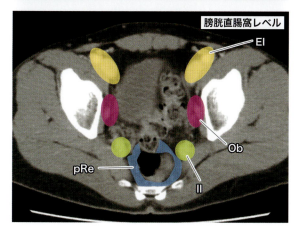

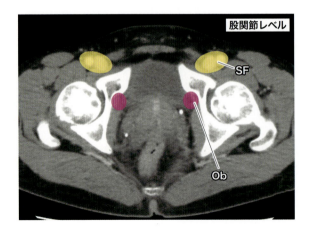

◆ 付録の参考文献

1) 「頭頸部癌取扱い規約 第6版」(日本頭頸部癌学会/編), 金原出版, 2018
2) 「AJCC Cancer Staging Atlas: A Companion to the Seventh Editions of the AJCC Cancer Staging Manual and Handbook, 2nd ed」(Compton CC, et al, eds), pp34-40, Springer, 2012
3) Harish K：Neck dissections: radical to conservative. World J Surg Oncol, 3：21, 2005
4) 「臨床・病理 肺癌取扱い規約 第8版」(日本肺癌学会/編), 金原出版, 2017
5) 「臨床・病理 食道癌取扱い規約 第11版」(日本食道学会/編), 金原出版, 2015
6) 「胃癌取扱い規約 第15版」(日本胃癌学会/編), 金原出版, 2017
7) 「膵癌取扱い規約 第7版」(日本膵臓学会/編), 金原出版, 2016
8) 「原発性肝癌取り扱い規約 第6版」(日本肝癌研究会/編), 金原出版, 2015
9) 「臨床・病理 胆道癌取扱い規約 第6版」(日本肝胆膵外科学会/編), 金原出版, 2013
10) 「大腸癌取扱い規約 第9版」(大腸癌研究会/編), 金原出版, 2018
11) 「画像診断のためのリンパ節カラーアトラス」(汲田 伸一郎/監, 町田 幹, 他/編), 金原出版, 2015

索引 INDEX

数字

1p/19q 共欠失 17

欧文

A

ADC map 15
adenocarcinoma in situ 27
AFS 102
AIP 92
AIS 27
anterior fibromusclar stroma 102
arterial spin labeling 15
ASL 15
autoimmune pancreatitis 92

B

Bosniak 分類 109, 110
Brenner 腫瘍 137
bridging vascular sign 135

C

capsule-like rim 91, 92
Child-Pugh 分類 70
chocolate cyst 129
classic AML 115
clear cell renal cell carcinoma 112
collision tumor 137
comet tail sign 40
CSF cleft 9
CT angiogram sign 140, 141
Cushing 症候群 98
cystic duodenal dystrophy 94

D

diffuse astrocytoma 11
diffuse large B-cell lymphoma 144
DLBCL 144
DSC 15
DSC-rCBV map 14
duct cut-off sign 82
duct-penetrating sign 93
dural tail sign 9
dynamic susceptibility contrast 15

E

endometrial cyst 129
EOB-MRI 64

F

fat poor AML 115
fatty hilum 142
fatty lobulation 81, 82
FDG-avid lymphoma 144
FDG-PET 集積に応じた治療効果の 5 段階評価法 147
fibroma 136
fibrothecoma 136
FL 144
floating aorta 141
FNH 73
focal nodular hyperplasia 73
follicular lymphoma 144

G

gastrointestinal stromal tumor 57
Gd-EOB-DTPA 64
GIST 57
Gleason スコア 104
glioblastoma 12
glioma 10
groove pancreatitis 94
Groove 膵炎 94

H

halo-sign 92
Hamartoma 37
hepatic hemangioma 72
high grade glioma 11

I

ICC 74
IDH（isocitrate dehydrogenase）変異 17
incidental thyroid nodule 19
incidentaloma 98
interim PET 148
Intra pulmonary lymph node 35
intrahepatic cholangiocarcinoma 74

J〜L

junctional zone 126

183

kissing ovary	130
lepidic pattern	27
low grade glioma	10
Lugano/modified Ann Arbor 分類	145
Lugano 分類	147

M

MALT リンパ腫	41, 144
mass-forming pancreatitis	93
mature cystic teratoma	134
mesorectal fascia	52
metastatic liver tumor	75
MGMT メチレーション	17
MIA	27
minimally invasive adenocarcinoma	27
MMBT	131
MRF	52
MR 灌流画像	15
mullerian mucinous borderline tumor	131
multiparametric MRI	104
multiplicity	130

N・O

neuro vascular bundle	102
NVB	102
OATP1B3	64
omental cake	46

P

part-solid nodule	27
peritumoral enhancement	126
PI-RADS	104
Prostate Imaging Reporting and Data System	104
PTE	126
pure GGN	27

R

rCBV	15
rectoprostatic angle	102
regional cerebral blood volume	15
Rokitansky 結節	134
round atelectasis	39

S

sandwich sign	140, 141
Sappey 静脈	150
sausage-like appearance	92
SEE	126
shading	130, 132
smudged pattern	46
stromal ring	123
subendometrial enhancement	126
subsolid nodule	27
SUVmax	143
S 状結腸間膜	44

T・W

T2 shine through effect	15
thecoma	136
thick vessel sign	90
TME	54
total mesorectal excision	54
Tumefactive MS	13
white matter buckling	9

和文

あ行

胃癌	50
胃癌の壁深達度	51
異形成結節	64
移行上皮腫瘍	137
イマチニブ	57
円形無気肺	39, 41
炎症性偽腫瘍	38, 41
炎症性結節	41
横行結腸間膜	44
オンコサイトーマ	115

か行

化学シフト MRI	99, 100
拡散強調画像	15
過誤腫	41
肝海綿状血管腫	77
肝血管腫	72
肝細胞癌	62, 77
肝転移	77
肝転移性肝腫瘍	75
肝内胆管細胞癌	74, 77
器質化肺炎	41
機能性嚢胞	118
偽被膜	112
胸部リンパ節（食道癌）	164
胸部リンパ節（肺癌）	160

莢膜細胞腫 136	漿液性腺癌 125	チャイルド・ピュー分類 70
胸膜プラーク 39	小腸間膜 44	中間PET 148
偶発甲状腺腫瘤 19	衝突腫瘍 137	中枢神経原発悪性リンパ腫 13
クリプトコッカス 41	上皮内腺癌 27	腸間膜 44
頸部リンパ節 156	小リンパ球性リンパ腫 144	直腸癌 52
頸部リンパ節レベル分類 157	食道癌 47	直腸癌の深達度 54
結核腫 41	食道癌の進行度 48	直腸間膜 52
結核性リンパ節炎 149	食道癌：リンパ節部位 164	直腸間膜全切除術 54
血管筋脂肪腫 115	神経血管束 102	直腸固有筋膜 52
限局性結節性過形成 73, 77	神経膠腫 10	転移性肺腫瘍 41
嫌色素性腎細胞癌 115	神経鞘腫 58	頭頸部癌 156
原発性アルドステロン症 98	進行型肝細胞癌 64	頭頸部癌：リンパ節部位 157
膠芽腫 12	心サルコイドーシス 152	
硬化性血管腫 38, 41	膵外神経叢浸潤 86, 89	**な行**
硬化性胆管炎 91	膵：切除可能性分類 87	内頸部型境界悪性粘液性腫瘍 131
甲状腺癌 20	すりガラス影 26	二次性膠芽腫 17
甲状腺癌のリスク因子 22	すりガラス型結節 27	乳頭状腎細胞癌 115
後腎性腺腫 115	すりガラス状結節 26	脳転移 13
後腹膜線維症 91	成熟嚢胞性奇形腫 134	脳膿瘍 13
骨盤内リンパ節 179	切除可能性分類 86	
古典的肝細胞癌 62	線維莢膜細胞腫 136	**は行**
	線維腫 136	肺過誤腫 37
さ行	前線維筋組織 102	肺癌TNM分類 31
サルコイドーシス 151	早期肝細胞癌 64, 77	肺癌：リンパ節部位 160
子宮頸癌進行期分類 122	側方リンパ節 54	肺動静脈瘻 41
子宮体癌TypeⅡ（非依存性） 125		肺内リンパ節 41
子宮体癌TypeⅠ（依存性） 125	**た行**	肺内リンパ装置 35
子宮内膜症性嚢胞 129	退形成性星細胞腫 16	微小浸潤癌 27
子宮内膜症性嚢胞の悪性転化 131	大腸癌：腹部・骨盤内リンパ節部位 177	びまん性星細胞腫 11
自己免疫性膵炎 92	大網ケーキ 46	びまん性大細胞型B細胞性リンパ腫 144
腫瘤形成性膵炎 93	多段階発癌 64	副腎偶発腫 98
腫瘤形成性多発性硬化症 13	淡明細胞型腎細胞癌 112	腹部リンパ節 172

部分充実型結節……………………… 27	明細胞癌………………………… 125	類内膜癌………………………… 125
プリモビスト®…………………… 64	明細胞腺癌………………… 131, 132	類内膜腺癌………………… 131, 132
平滑筋腫………………………… 58	メチオニンPET…………………… 16	濾胞性リンパ腫………………… 144
ホジキンリンパ腫……………… 145	門脈腫瘍栓……………………… 67	

ま行

ミュラー管型境界悪性粘液性腫瘍
…………………………………… 131

ら行

良性石綿胸水……………………… 39

[著者プロフィール]

堀田昌利
国立国際医療研究センター病院放射線科

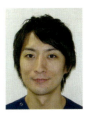

新潟県長岡市生まれ．2007年日本医科大学卒．日本赤十字社医療センターにて内科研修後，2009年より同放射線科，2016年より国立国際医療研究センター病院放射線科に勤務．学会での受賞歴多数．

CT，MRIの画像診断から，核医学・PET，IVRに至るまで幅広く放射線診療に携わっています．最近の研究テーマは「PETを用いた悪性腫瘍のDNA合成イメージング」で，科研費を獲得し臨床研究にも励んでいます．

[資格]
- 放射線診断専門医，核医学専門医，PET核医学専門医，IVR専門医
- J.S.A. ワインエキスパート，テキーラマエストロ

[趣味]
- バー・ホッピング，サッカー観戦

癌の画像診断，重要所見を見逃さない
全身まるごと！各科でよく診る癌の鑑別とステージングがわかる

2018年10月20日 第1刷発行	著　者	堀田昌利
2021年 3月25日 第2刷発行	発行人	一戸裕子
	発行所	株式会社 羊 土 社
		〒101-0052 東京都千代田区神田小川町2-5-1 TEL　03（5282）1211 FAX　03（5282）1212 E-mail　eigyo@yodosha.co.jp URL　www.yodosha.co.jp/
© YODOSHA CO., LTD. 2018 Printed in Japan	装　幀	ペドロ山下
ISBN978-4-7581-1189-8	印刷所	日経印刷株式会社

本書に掲載する著作物の複製権，上映権，譲渡権，公衆送信権（送信可能化権を含む）は（株）羊土社が保有します．
本書を無断で複製する行為（コピー，スキャン，デジタルデータ化など）は，著作権法上での限られた例外（「私的使用のための複製」など）を除き禁じられています．研究活動，診療を含み業務上使用する目的で上記の行為を行うことは大学，病院，企業などにおける内部的な利用であっても，私的使用には該当せず，違法です．また私的使用のためであっても，代行業者等の第三者に依頼して上記の行為を行うことは違法となります．

JCOPY ＜（社）出版者著作権管理機構　委託出版物＞
本書の無断複写は著作権法上での例外を除き禁じられています．複写される場合は，そのつど事前に，（社）出版者著作権管理機構（TEL 03-5244-5088，FAX 03-5244-5089，e-mail：info@jcopy.or.jp）の許諾を得てください．

乱丁，落丁，印刷の不具合はお取り替えいたします．小社までご連絡ください．

プライマリケアと救急を中心とした総合誌

レジデントノート

医療現場での実践に役立つ研修医のための必読誌！

レジデントノートは，
研修医・指導医にもっとも読まれている
研修医のための雑誌です

月刊　毎月1日発行　B5判　定価（本体2,000円＋税）

特徴

① 医師となって最初に必要となる"基本"や"困ること"をとりあげ，ていねいに解説！
② 画像診断，手技，薬の使い方など，すぐに使える内容！日常の疑問を解決できます
③ 先輩の経験や進路選択に役立つ情報も読める！

増刊 レジデントノート

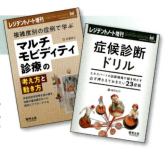

大好評の増刊は年6冊発行!!

増刊　年6冊発行　B5判

月刊レジデントノートのわかりやすさで，
1つのテーマをより広く，より深く解説！

年間定期購読料 （国内送料サービス）		
・通常号（月刊）	：定価（本体24,000円＋税）
・通常号（月刊）＋WEB版（月刊）	：定価（本体27,600円＋税）
・通常号（月刊）＋増刊	：定価（本体52,200円＋税）
・通常号（月刊）＋WEB版（月刊）＋増刊	：定価（本体55,800円＋税）

発行　羊土社 YODOSHA
〒101-0052　東京都千代田区神田小川町2-5-1　TEL 03(5282)1211　FAX 03(5282)1212
E-mail：eigyo@yodosha.co.jp
URL：www.yodosha.co.jp/

ご注文は最寄りの書店，または小社営業部まで

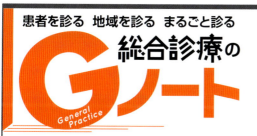

患者を診る 地域を診る まるごと診る

総合診療のGノート
General Practice

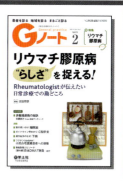

隔月刊 偶数月1日発行　B5判　定価（本体2,800円＋税）

あらゆる **疾患・患者さんを まるごと診たい**！
そんな医師のための **「総合診療」の実践雑誌です**

- **現場目線の具体的な解説**だから、かゆいところまで手が届く
- 多職種連携、社会の動き、関連制度なども含めた**幅広い内容**
- 忙しい日常診療のなかでも、バランスよく知識をアップデート

詳細はコチラ▶ www.yodosha.co.jp/gnote/

Gノート増刊 Vol.5 No.6

終末期を考える
今、わかっていること＆医師ができること

すべての終末期患者と家族に必要な医療・ケア

岡村知直, 柏木秀行, 宮崎万友子／編

終末期とは何か？ これからの多死社会を診る医師に必須の知識とスキルが身につく！

がん・非がんに関わらず、終末期に携わるすべての医療者必読！ACPの進め方、意思決定支援、多職種連携、医療者のケアなど、実践的な知識やエビデンス、参考になる事例が満載！これからの多死社会を診る医師に必須の知識とスキルが身につく！

☐ 定価（本体 4,800円＋税）　☐ B5判　☐ 287頁　☐ ISBN978-4-7581-2332-7

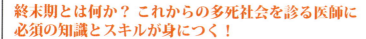

発行　羊土社 YODOSHA
〒101-0052　東京都千代田区神田小川町2-5-1　TEL 03(5282)1211　FAX 03(5282)1212
E-mail：eigyo@yodosha.co.jp
URL：www.yodosha.co.jp/

ご注文は最寄りの書店、または小社営業部まで

羊土社のオススメ書籍

ABC of 臨床推論
診断エラーを回避する

宮田靖志／監訳，
Nicola Cooper, John Frain
／原書編集

海外で研究が進む診断エラーの知見を盛り込み，臨床推論の基礎をコンパクトに解説．認知バイアスへの対処，ヒューマンファクター，診断検査や臨床ツールの効果的な利用法など，広く臨床実践に活きる知識が身につく．

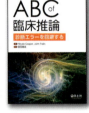

■ 定価（本体3,200円＋税）　■ B5判
■ 120頁　■ ISBN 978-4-7581-1848-4

スッキリわかる！臨床統計はじめの一歩　改訂版
統計のイロハからエビデンスの読み解き方・活かし方まで

能登　洋／著

エビデンスを診療やケアに活かすための超入門書！「論文を読む際はどこを見る？」「臨床研究は何から始めるべき？」などの初歩的な疑問が数式なしでスッと理解できます．EBMを実践したい医師・看護師にオススメ！

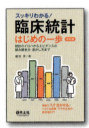

■ 定価（本体2,800円＋税）　■ A5判
■ 229頁　■ ISBN 978-4-7581-1833-0

CT読影レポート、この画像どう書く？
解剖・所見の基礎知識と、よくみる疾患のレポート記載例

小黒草太／著

CT読影レポートの実例満載の入門書．解剖をふまえた読影のポイントや，具体的なレポート記載方法を，ベスト指導医賞を受賞した著者がわかりやすく教えます！放射線科研修で初めて知りたい知識がつまった1冊です．

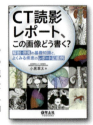

■ 定価（本体3,800円＋税）　■ A5判
■ 238頁　■ ISBN 978-4-7581-1191-1

Gノート別冊
小児科医 宮本先生、ちょっと教えてください！
教科書には載っていない、小児外来のコツ・保護者への伝え方

宮本雄策／編著，
大橋博樹／企画・編集協力

小児外来の極意を伝授！熱性けいれん，喘息，発達障害，母乳育児，不登校など小児科医×家庭医の熱いディスカッションをもとに本音で解説！保護者への説明にも自信がつき信頼度もアップ！診療の合間に気軽に読めます

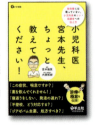

■ 定価（本体3,600円＋税）　■ A5判
■ 199頁　■ ISBN 978-4-7581-1831-6

発行　羊土社 YODOSHA

〒101-0052　東京都千代田区神田小川町2-5-1　TEL 03(5282)1211　FAX 03(5282)1212
E-mail：eigyo@yodosha.co.jp
URL：www.yodosha.co.jp/

ご注文は最寄りの書店、または小社営業部まで

羊土社のオススメ書籍

圧倒的画像数で診る！腹部疾患画像アトラス
典型例から応用例まで、2000画像で極める読影力！

後閑武彦／編

よく出会う消化器・泌尿器・生殖器疾患の多様な症例パターンを解説！2000点のバリエーション豊富な画像で疾患のあらゆる所見と鑑別ポイントがわかり，実践的な読影力が身につく．日常診療で役立つ1冊！

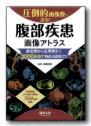

- 定価（本体7,400円＋税）　B5判
- 422頁　ISBN 978-4-7581-1181-2

圧倒的画像数で診る！胸部疾患画像アトラス
典型例から応用例まで、2000画像で極める読影力！

櫛橋民生／編

日常診療でよく出会う胸部疾患を，1疾患につき複数の症例で解説．X線だけでなく，CT・MRIなどの豊富な画像パターンから実臨床で役立つ読影力が身につく！呼吸器診療に携わる医師必携の1冊！

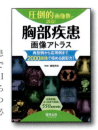

- 定価（本体7,500円＋税）　B5判
- 429頁　ISBN 978-4-7581-1184-3

圧倒的画像数で診る！頭部疾患画像アトラス
典型例から応用例まで、2000画像で極める読影力！

土屋一洋，山田 惠，森 墾／編

疾患ごとに複数の典型例を掲載！バリエーション豊富な典型所見と鑑別所見で，実践的な読影力が身につく！よく出会う95の頭部疾患を，充実の約2,000画像で解説．多くの症例を見て読影力を上げたい方におすすめです．

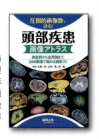

- 定価（本体7,500円＋税）　B5判
- 430頁　ISBN 978-4-7581-1179-9

シェーマ＋内視鏡像＋病理像で一目瞭然！これなら見逃さない！胃X線読影法 虎の巻

中原慶太／著

「輪郭→ひだ→粘膜面の順番にみる」といった基本ルールに沿った解説で，胃癌を見落とさない読影力が身につく！X線画像の読み方をシェーマ・内視鏡像・病理像で視覚的に説明，病変の見方が一目でわかる一冊です．

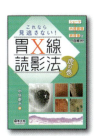

- 定価（本体6,000円＋税）　B5判
- 309頁　ISBN 978-4-7581-1058-7

発行　羊土社 YODOSHA
〒101-0052　東京都千代田区神田小川町2-5-1　TEL 03(5282)1211　FAX 03(5282)1212
E-mail：eigyo@yodosha.co.jp
URL：www.yodosha.co.jp/

ご注文は最寄りの書店，または小社営業部まで

羊土社のオススメ書籍

画像診断に絶対強くなるツボをおさえる！

診断力に差がつく
とっておきの知識を集めました

扇　和之, 東條慎次郎／著

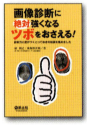

著者が選び抜いた, 画像を読むために「必要な知識」を解説！pseudo-SAHの見分け方, 注意すべきイレウス, 骨の正常変異など, 知っているだけで周りと差がつく28個の"ツボ"で, 一歩上の診断を進めよう！

- 定価（本体3,600円＋税）　■ A5判
- 159頁　■ ISBN 978-4-7581-1187-4

MRIに絶対強くなる撮像法のキホンQ&A

撮像法の適応や見分け方など
日頃の疑問に答えます！

山田哲久／監,
扇　和之／編著

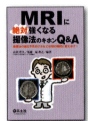

MRIにたくさんある撮像法, 使い分けが知りたい！／ この疾患にはCTとMRIどちらがよい？／造影は必要？／T1強調画像とT2強調画像はどう見分ける？など, 本当に知りたかった, 実践で即役立つテーマが満載！

- 定価（本体3,800円＋税）　■ A5判
- 246頁　■ ISBN 978-4-7581-1178-2

MRIに強くなるための原理の基本やさしく，深く教えます

物理オンチでも大丈夫。
撮像・読影の基本から最新技術まで

山下康行／著

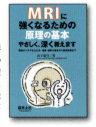

MRIの原理を知って撮像・読影に強くなるための入門書。MRIのしくみ, 読影の基本, 撮像法の使い分けなどモヤモヤしていたことが腑に落ちる！難しい理屈は最小限にし, 豊富なイラストでやさしく解説しています！

- 定価（本体3,500円＋税）　■ A5判
- 166頁　■ ISBN 978-4-7581-1186-7

胸部X線・CTの読み方やさしくやさしく教えます！

中島　啓／著

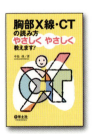

「読影手順は？」「どこに異常があるの？」「所見の正しい表現は？」など読影の基本の悩みを解決！手順と解剖をふまえた簡潔・丁寧な解説で, 所見と鑑別が面白いほどわかる！症例問題で理解度チェックもできる！

- 定価（本体3,600円＋税）　■ A5判
- 237頁　■ ISBN 978-4-7581-1185-0

発行　羊土社 YODOSHA
〒101-0052　東京都千代田区神田小川町2-5-1　TEL 03(5282)1211　FAX 03(5282)1212
E-mail : eigyo@yodosha.co.jp
URL : www.yodosha.co.jp/

ご注文は最寄りの書店, または小社営業部まで